TEIL B – IMPULSE ZUR SELBSTHILFE / 71

TEIL C –
MEIN REICH GEWORDENES LEBEN / 103

"

Sich zu einer Liebe
bekennen – entgegen
allen Schwierigkeiten
und Widerständen –
erfordert viel Mut.
Sich selbst zu lieben
und einen anderen
Menschen so anzuneh-
men, wie er jetzt ist,
auch.

"

DANKSAGUNG & ERKLÄRENDE WORTE

Mein unendlich großer Dank gilt meinen zwei Kindern, Konstantin und Michael, dass sie das Schicksal ihres Bruders so unfassbar stark mittragen. Dass sie ihn und unsere Lebensumstände so annehmen, wie er und es eben gerade ist.

Danke Bernhard. Mein Fels in der Brandung, mein Zauberer, mein Mann, mein Seelenmensch. Unser Kind hat uns ausgesucht. Er wird wissen warum.

Danke an meine Eltern, die immer hinter uns stehen mit all ihrer (groß)elterlichen Kraft, die trotz der Herausforderungen ungebrochen wirkt. Danke an all meine lieben Freundinnen und Freunde für die freundschaftliche Liebe und den Beistand. Danke an alle Bekannten, Verwandten und Kolleginnen, die plötzlich DA waren und für uns gebetet und gehofft haben. Danke an all die lieben Frauen, oft auch Herzmamas, die mir im Krankenhaus zugehört haben, obwohl sie selber eine schwere Geschichte zu stemmen hatten.

Ich danke jenen ÄrztInnen und dem Pflegepersonal, die uns menschlich und medizinisch hervorragend geführt haben. Mein großer Dank gilt jeder und jedem, die im Krankenhaus arbeiten und Empathie zeigen. Neben der medizinischen Versorgung des Kindes ist es auch heilsam, wenn eine Reinigungsdame sieht, dass man am Umkippen ist, sie einem ein Glas Wasser gibt und sie einfach kurz deinen Unterarm hält.

Mein Nicht-Dank gilt all jenen Freunden, die vor uns und unserer Geschichte geflüchtet sind und sich nicht mehr gemeldet haben. Es war zwar der ehrlichere Weg und besser, als uns etwas vorzuheucheln. Ehrenwert ist er deshalb aber noch lange nicht.

VORWORT

Vorwort der begleitenden Hebamme

Es ist mir eine große Ehre, einen kleinen Prolog zu diesem Buch zu verfassen. Als Hebammen begleiten wir in erster Linie die Physiologie, das Normale und es scheint auch uns manchmal unfassbar, wie sich Leben zeigt, welche Einladungen in Form von Herausforderungen und schwerwiegenden Erfahrungen das Leben stellt.

Ich durfte euch in einer besonderen Situation begleiten, ich war und bin angetan, wie ihr diesen Anforderungen begegnet, denn das Leben macht keine Fehler! – Es fällt mir oft schwer, dies in meinem Herzen vertrauensvoll anzuerkennen!

Es gilt, dem Leben mit großer Achtsamkeit, Respekt und Präsenz zu begegnen und somit in Bindung und in Verbindung zu sein und dadurch durfte ich Zeugin sein, wie aus großen Wunden und Verwundungen Perlen wurden, und ihr habt somit auch mein Leben sehr bereichert!

Danke für euer großes Vertrauen und ich drücke eure Haltung zum Leben – besonders eurem Theo gegenüber – mit den Worten von Erich Fried aus:

Was es ist

Es ist Unsinn
sagt die Vernunft
Es ist was es ist
sagt die Liebe
Es ist Unglück
sagt die Berechnung
Es ist nichts als Schmerz
sagt die Angst

Es ist aussichtslos
sagt die Einsicht
Es ist was es ist
sagt die Liebe
Es ist lächerlich
sagt der Stolz
Es ist leichtsinnig
sagt die Vorsicht
Es ist unmöglich
sagt die Erfahrung
Es ist was es ist
sagt die Liebe

– Erich Fried[1]

Eure Hebamme Angela Dorfer

Vorwort der begleitenden Psychotherapeutin

Sich zu einer Liebe bekennen – entgegen allen Schwierigkeiten und Widerstände – erfordert viel Mut. Sich selbst zu lieben und einen anderen Menschen so anzunehmen, wie er jetzt ist, auch.

Wir sind immer betroffen, wenn ein Kind Leid leidet. Wir können nicht anders. Und jeder geht anders mit seiner Hilflosigkeit um. Es bleibt ein Ringen. Der Widerstandsmuskel wird trainiert. Dann ist man viel stärker als vorher.

Ich habe viel Verzweiflung in der Begleitung gesehen, aber auch die Kraft, die danach kommt. Die Zuwendung zum Leben und die tausend kleinen Entscheidungen, die den Unterschied letztendlich ausmachen. Bei jedem Foto vom kleinen Theo freue ich mich!

[1] aus: Erich Fried, Es ist was es ist. Liebesgedichte Angstgedichte Zorngedichte
© 1983, 1994, 1996 Verlag Klaus Wagenbach, Berlin

WIE DIESES BUCH ZU LESEN IST ...

... das schreibe ich dir natürlich nicht vor. Nimm dir heraus, was dich betrifft, was dich interessiert, was dich anspricht.

Gedacht ist das Buch als Hilfestellung und Unterstützung für Mütter und Väter, die sich in besonderen Situationen rund um ihr Kind befinden. Was genau letztendlich für dich hilfreich ist, wird sehr individuell sein. Jedoch können dir meine Ideen hoffentlich dabei helfen, diesen individuellen Weg leichter zu finden.

Das Buch teilt sich jeweils in meine persönlichen Erlebnisse, Texte, die von mir in dieser Zeit entstanden sind und die mir immer dazu verholfen haben, den Dingen einen Rahmen zu geben. Als zweiten Teil findest du Anregungen und konkrete Tipps. Da mein größtes Heilmittel das Schreiben war, findest du hier viele Schreibimpulse, aber auch andere kreative Anregungen, Fantasiereisen und Meditationen.

Was du hier nicht findest, sind Verschwörungstheorien, Abwertungen oder Anklagen. Ich habe für unsere Geschichte mit meinem dritten Kind die Entscheidung getroffen, die MedizinerInnen und anderen ExpertInnen ihre Arbeit ungestört machen zu lassen, während ich parallel meinen Job erledige. Nämlich mein Muttersein zu leben, dieses Kind zu lieben, an meinen Sohn zu glauben und eben – und das soll wichtiger Inhalt dieses Buches sein – gut für mich selbst zu sorgen.

Nichts, was in diesem Buch beschrieben wird, versteht sich als Vorwurf oder Verurteilung. Man tut in Ausnahmesituation, was man für hilfreich und gut hält, man gibt sein Bestes. Dass dieses Beste manchmal nicht unterstützend war, liegt oft viel mehr an mir als an meinen Gegenübern. Ich nehme mir in diesem Buch die Freiheit heraus, zu beschreiben, wie es mir gegangen ist und wie die Welt damals aus meinem subjektiven Blickwinkel ausgesehen hat. Mir ist bewusst, dass die gleiche Welt andere anders empfunden haben.

„Ich verspreche euch nicht, dass euer Leben ohne Schwierigkeiten sein wird. Eher verspreche ich euch, dass es ohne Schwierigkeiten kein Leben gibt.

– Yogi Bhajan

STECKBRIEF FÜR VERHALTEN BEI STRESS

Der Anfang

Und nicht, dass du denkst, ich hätte all das, was ich hier schreibe, von Anfang an beherrscht und praktiziert. Mein Steckbrief für Verhalten in Stresssituationen zu Beginn unserer Geschichte:

- *Selbstfürsorgestrategien: komplett einstellen*
- *Methoden der Selbstberuhigung: nicht abrufbar*
- *Schlafen: unwesentlich*
- *Ernährung im Stress: Bounty Schokoriegel, unregelmäßig*
- *Ernährung im Extremstress: Bounty und Kartoffelchips*
- *Ernährung in lebensbedrohlichen Situationen: einstellen*
- *Körperlicher Ausgleich: nicht möglich*
- *Soziale Kontakte: abwürgen, andere haben ohnehin keine Ahnung, was wir hier durchmachen*

Genau so, manchmal mehr und oftmals weniger, hab ich versucht, durchzukommen. Bis unser Sohn gut ein Jahr alt war. Dann war klar, dass ich auf diese Art nicht gesund durch diese Lebensphase kommen würde. Im Sommer 2018 war mein Akku nicht nur leer, sondern er ließ sich nicht mehr aufladen. Ich war gezwungen, mich an Selbstfürsorge und Selbstliebe zu erinnern. Ich habe begonnen, zu verstehen, dass ich aufhören musste, ausschließlich für mein besonderes Kind und meine beiden großen Kinder da zu sein. Und so entstand letztlich dieses Buch.

Ich wünsche dir, dass ich dir damit diesen Tiefpunkt ersparen kann und du zeitgerecht auf dich selbst genauso gut achtest, wie auf dein Kind oder deine Kinder. Nur so kannst du nachhaltig gut für alle präsent sein. Dafür wünsche ich dir das Allerbeste!

UNSERE GESCHICHTE

Versuch einer Zusammenfassung

Falls du selbst eine betroffene Angehörige bist, möchtest du vermutlich wissen, was mein Sohn nun genau für eine Behinderung hat. Ich werde dies daher hier kurz erläutern. Ich weise jedoch darauf hin, dass Kinder (Menschen?) niemals vergleichbar sind. Selbst wenn dein Kind eine ähnliche Diagnose hat, wird es so sein, dass sich euer Weg ganz anders entwickelt. Ich bin davon überzeugt, dass genau darin eine wichtige Aufgabe für uns Eltern steckt. Unsere Kinder anzunehmen wie sie sind, ohne über den Zaun zu lugen und insgeheim eine Soll-Haben-Rechnung anzustellen.

Wir haben in der Schwangerschaft erfahren, dass unser Kind einen schweren Herzfehler mit auf seinen Weg bekommen hat und von Untersuchung zu Untersuchung wurden die Prognosen dunkler, furchterregender bis hin zu hoffnungslos. Vermutet wurde hinter dem besonderen Bauplan unseres Kindes ein sehr seltener Gendefekt, dessen Namen wir bis heute nicht wissen.

Unser Sohn wurde am 23. Juni 2017 spontan geboren. Er musste nach der Geburt reanimiert werden, wobei ihm ein Lungenflügerl geplatzt ist (Pneumothorax). Deshalb wurde er intubiert und aufgrund aller nachfolgenden Probleme blieb er auch volle 56 Tage im künstlichen Tiefschlaf. Der Herzfehler bestätigte sich und es war klar, dass nur ein Teil davon operabel ist und weiters, dass es einen ähnlichen Herzfehler weit und breit nicht gibt. Er war und ist also nicht beschrieben, nicht benannt und somit nicht erforscht.

Wenige Tage nach der Geburt entzündete sich der Darm unseres Babys, weil sein Herz den Körper nicht kraftvoll genug durchfluten konnte (nekrotische Enterocolitis). Der Darm bekam dabei Löcher und unser kleiner Schatz erlitt eine Blutvergiftung (Sepsis). Am 16. Juli 2017 war er stabil genug, dass das kaputte Stück Darm entfernt werden konnte und bereits elf Tage später am 27. Juli 2017 wurde das Herz unseres Kindes in einer achtstündigen Operation saniert.

Nach 72 Tagen verließen wir das Krankenhaus das erste Mal und unser Mäuschen durfte sein Zuhause kennenlernen. In der Folge hatten wir noch unzählige stationäre Aufenthalte, Operationen, Notarzteinsätze, Lebensbedrohungen, auf die ich alle nicht im Detail eingehen werde. Meine Botschaft soll nicht in der Beschreibung der Tragik liegen, sondern in unserer Lebensbejahung. Ich freue mich, wenn ich dir mit meinem Buch ein Stück Mut machen und dir etwas meiner Zuversicht und meines unbändigen Glaubens an das Leben transportieren kann. Das ist Ziel dieses Werkes.

PS: Ich erlaube mir in diesem Buch, die Leserin, den Leser mit DU anzusprechen. Weiters wechsle ich die weibliche und männliche Form via Zufallsprinzip ab, worin keinerlei Wertung verborgen liegt.

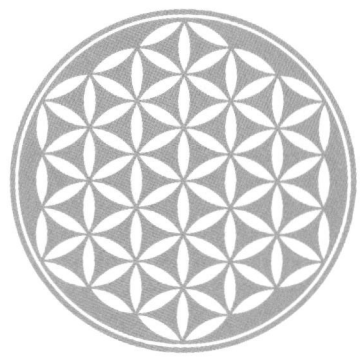

"

Unzählige
„Hauptsache gesund"
habe ich hingenommen.
Erst viel später, als unser
Sohn schon lange bei uns
ist, ist mir eingefallen,
dass ich hätte antworten
können:
*„Ich finde,
Hauptsache geliebt!"*

"

TEIL A – ERZÄHLTEIL

20 MINUTEN GEHIRNARCHIV

„Ich erinnere mich … mal ganz allgemein"

- Ich erinnere mich an unseren Schwangerschaftstest und die Atemlosigkeit dabei, ich habe mich gefühlt wie mit siebzehn.
- Ich erinnere mich an das erste Gespräch mit dir im Bauch und wie verzweifelt ich dabei war …
- und um wie viel weiser und wissender du mir dabei erschienen bist.
- Ich erinnere mich an meine Ängste und meine Tränen, aber …
- ich erinnere mich auch an die Freude von Doris, die unmittelbar nach dem Test zu mir kam.
- Ich erinnere mich daran, wie überwältigt dein Vater war.
- „Das ist nicht normal."
- Ich erinnere mich an Marias Kichern, als sie es erfuhr, und ihre Worte: „Ach so und ich dachte, du hast eine schlimme Diagnose."
- Das Pochen deines Herzens.
- Ich erinnere mich daran, wie gelassen und geduldig du auf mich gewirkt hast.
- Ich erinnere mich an den Pränatalhorror.
- „Das Herz schlägt schon."
- Deine Stupsnase im Ultraschall.
- Ich erinnere mich an unsere Namenssuche, Charlotte und Felix, Annika und Dimitri.
- Ich erinnere mich daran, wie schnell ich mich in dich verliebt habe.
- Tsatsiki in Dimitris Gastgarten.

- Ich erinnere mich daran, wie unheimlich schnell mein Bauch gewachsen ist.
- Dein Papa und ich das erste Mal in der Kinderklinik: „Das gehört zum Bauplan des Babys", sagte der warmherzige Arzt in der Kardioambulanz.
- Ich erinnere mich an schlaflose Nächte, an Kummergeister und daran, wie die Panik mir die Luft zum Atmen nahm.
- „Was, wenn ich es nicht lieben kann?"
- „Mama, wird unser Baby sterben?"
- Ich erinnere mich an die große Freude und die Tränen deiner Patin.
- Ich erinnere mich an meine Leere und daran, wie mein müder Körper ins Sofa der Kinderklinikeingangshalle plumpste. „Berni, wir kriegen ein behindertes Kind", und dein Vater sagte: „Ja, ich weiß und es wird gut, so wie es wird."
- Die ersten Bodys für dich. Ich hab sie dreimal gewaschen, nur um diese putzige Kleidung wieder und wieder zu berühren. „Wirst du sie jemals tragen?", hab ich dabei gedacht.
- Ich erinnere mich an das Gefühl von innerer Stärke und Klarheit, wenn ich wieder etwas für uns erkämpfte.
- „Es ist noch nicht aller Tage Abend."
- Der reißfeste Draht zwischen dir und mir, zwischen unseren Herzen, unseren Seelen.
- Die Skepsis und das Mitleid in den Blicken anderer.
- Das leere Maxi Cosi nach der Geburt.
- „Wir wissen um eure Not."
- Die bunte Blumenpracht bei der spirituellen Geburtsbegleitung und das Trommeln unserer Hebamme.
- Kirschenmarmelade von Doris, geerntet an deinem Geburtstag.
- Meine Sehnsucht nach dir.
- „Der Weg ist hier nicht zu Ende, sammeln Sie Ihre Kräfte."

- *Der Tod deines kleinen Zimmerkameraden. Meine Frage, wer bestimmt. Die Antwort Marias: „Die Seelen selbst entscheiden im Einklang mit den Seelen um sich herum."*
- *Das Parfum der Neo-Schwester, das so intensiv war, dass du den ganzen Tag nach ihr gerochen hast, wenn sie in der Nacht zuvor bei dir war.*
- *Mein erster Einkauf ohne Baby im Bauch, meine tiefe Trauer beim Blick auf andere Kleinkinder und meine verzweifelten Tränen auf der Heimfahrt.*
- *Die Hitze im Bus auf der Fahrt zu dir ins Krankenhaus.*
- *Das grüne alte Sofa in der Milchküche der Intensivstation. Meine Oase für viele Wochen.*
- *Ich erinnere mich daran, dass sich die Welt für alle Menschen um uns weitergedreht hat und unsere lange stillstand.*
- *Das Schreien unserer Katze, weil ich ohne Baby heimkam. Sie hat sich auf dein Wickelplätzchen gelegt und gejammert.*
- *Burger und Pommes im Elternzimmer.*
- *Die ungebrochene Zuversicht deines Vaters und sein tiefer Glauben an dich und das Leben. „Ich sehe das Baby lachend am Sofa sitzen", hat er stets gesagt.*

VOR ZWEI JAHREN ...

Mitte März 2019: Weiß ist das Sofa im Warteraum meiner Gynäkologin. Ich warte und denke über ungeweinte Tränen nach. Mir wird bewusst, dass es genau zwei Jahre her ist, als ich hier zum ersten Mal die schwere Botschaft bekam. Durch den Satz meiner Ärztin: „Das sieht nicht normal aus." Heute berührt es mich besonders.

Schreiben hilft. Ich schreibe alles auf. Schreiben, um der Geschichte einen Rahmen zu geben. Und dadurch Puzzlestück um Puzzlestück zu ordnen.

ALLES BEGANN MIT: „DAS IST NICHT NORMAL"

Ich sitze im Wartezimmer meiner Gynäkologin, es ist der 16. März 2017 und ich bin voll der Vorfreude. Schon im Auto musste ich lächeln beim Gedanken, bald wieder mein Zwergerl zu sehen. Diesmal bin ich alleine bei der Untersuchung.

Ich bin in der 26. Schwangerschaftswoche und mittlerweile freue ich mich sehr, dass wir ein drittes Kind bekommen werden. Anfangs war ich geschockt. Es war ein Donnerstagabend, als ich den Test machte, und ich war verzweifelt wie ein kleines Kind. Meine liebe Freundin Doris kam mir zur Hilfe und leistete sozusagen psychologischen Notdienst. Sie begleitete mich auch am nächsten Tag in die Ambulanz (und begleitet mich bis heute durchs Leben). Dort erfuhr ich dann auch, dass ich nicht nur schwanger bin, sondern auch schon in der 10. Woche. In meinem Kopf schwirrten wild die Gedanken umher. Mein Alter (ich war 42), unsere finanzielle Lage, was würden die zwei großen Brüder sagen. Auf der Heimfahrt schrieb ich meinem Mann: „Das Herz schlägt schon." Ihm kamen bei dieser Botschaft die Tränen und ab diesem Moment freute ich mich bedingungslos auf diesen dritten Zwerg.

Das scheint ewig her zu sein und nun sitze ich hier ganz im Selbstverständnis, schwanger zu sein. Ich bin mittlerweile immun gegen unverschämte Fragen nach meinem Alter, ob uns dieses Kind passiert ist (es fehlte noch, dass jemand danach fragt, WIE genau es passierte) oder andere Grenzüberschreitungen.

Ich werde aufgerufen. Ich mag meine Ärztin sehr, sie begleitet mich seit vielen Jahren und sie gibt mir das Gefühl, hier ernst genommen zu werden. Sie strahlt mich an und reicht mir die Hand. Sie freut sich mit mir, dass ich ein drittes Mal schwanger bin.

Ich lehne in ihrem urgemütlichen weißen Ledersessel und erzähle ihr davon, wie gut es mir geht. Auf ihrem Schreibtisch stehen unzählige kleine Badeentchen. Sie scheint sie zu sammeln, jedenfalls tummeln sich da viele Badeenten, von denen jede ein anderes Detail hat. „Irgendwie ein schräges Hobby", denke ich so bei mir.

Sie fragt mich, ob ich ganz sicher bin, dass mich das Geschlecht meines Kindes nicht interessiert und sie fragt mich auch, ob ich noch immer der Meinung bin, dass wir keine Pränataldiagnostik wollen. Dieses Thema, ich könnte mich verlieren darin! Wir durchleuchten, vermessen, beurteilen unsere Kinder ab dem Tag, an dem wir erfahren, dass sie unterwegs sind. Wir machen unzählige Tests, die uns letztendlich so sehr verunsichern, dass wir unsere Schwangerschaft nicht mehr genießen können. Es macht mich wütend, dass die Pränatalmedizin von einer Schwangerschaft zur nächsten immer mächtiger geworden ist. Bei meinem ersten Sohn war diese Diagnostik lediglich ein Angebot. Bei meinem zweiten Kind musste ich bereits unterschreiben, dass ich keine Untersuchungen will und nun, bei unserem dritten Kind, muss ich immer und immer wieder erklären, warum ich darauf verzichten möchte. „Dieses Kind gehört zu uns, wir nehmen es auch mit Behinderung", sage ich locker daher, ohne zu wissen, welche Bedeutung dieser Satz in den nächsten Wochen und Monaten bekommen wird. Und ohne zu ahnen, was es tatsächlich bedeutet, zu erfahren, dass das eigene Kind krank zur Welt kommen wird.

Meine Ärztin und ich gehen in den Untersuchungsraum. Er ist abgedunkelt und erst hier erkennt man an den Gerätschaften, dass wir uns in einer Ordination befinden.

Ich werde untersucht und warte ungeduldig darauf, endlich mein geliebtes Baby zu sehen. Ich spüre es schon gut und rede jeden Tag mit ihm. Abends spielen mein Mann und ich ihm oft indische Yogamusik vor und es gibt erste Gespräche dabei, die Musik vielleicht auch in den Kreissaal mitzunehmen. Für uns beide ist klar, dass wir unser Baby in einem kleinen Landkrankenhaus bekommen möchten. Auch mein zweiter Sohn wurde dort geboren und ich habe sehr schöne Erinnerungen an diese Geburt und die Begleitung dabei.

Endlich ist es so weit, die Ultraschalluntersuchung beginnt. Anfangs misst meine Ärztin alle Werte, die sie erheben muss, und wie immer erklärt sie mir dabei alles, was sie gerade sieht und macht. „Eins, zwei, drei, vier, fünf, sehr gut, alle fünf Finger sind da!" Während sie die Parameter meines Ungeborenen vermisst, plaudert sie mit mir und zählt mir jeweils auf, was sie sieht. Ich schweife gedanklich ab und verliere mich beim Betrachten der Stupsnase des Zwerges wieder in meinen Träumereien. Deshalb fällt es mir auch nicht sofort auf, dass es ruhig wird im Untersuchungszimmer. Meine Ärztin schweigt. Plötzlich kriecht eine unbehagliche Ahnung in mir hoch, die mich aus meinem Schwärmen reißt. Schwarze Wolken werden spürbar. „Ist etwas nicht OK?", frage ich verunsichert. Erst jetzt fällt mir auf, wie nervös meine Ärztin ist, als sie mir antwortet: „Ich bin nicht ganz sicher, aber so sieht das Herz nicht normal aus!"

Es folgen Beruhigungsversuche. Versuche, die mich nicht mehr erreichen. Mein Stammhirn hat bereits die Führung übernommen. Ich bin für Argumente und Trost nicht mehr zu erreichen. Stammhirne haben keine Ohren. Angst und Panik bauen sich an meiner Seite auf und noch weiß ich nicht, dass sie sich in den nächsten Monaten immer nur kurz zurückziehen, um eine Pause einzulegen. Und das ist gut so. Denn Viktor Frankl hat so recht, wenn er in seinem Buch „Trotzdem Ja zum Leben sagen" schreibt, dass der Mensch sich langsam, Sekunde für Sekunde, Schritt für Schritt an das Grauen gewöhnen muss.

Endlich fließen Tränen. Meine Ärztin umarmt mich beim Gehen. Ihre sympathische Sprechstundenhilfe will mich auch trösten. Ich kann das alles nicht mehr richtig wahrnehmen. Ich bin in Panik. Ich kann nicht aufhören zu weinen. Ich weine noch, als ich Doris anrufe und später, als ich endlich meinen Mann in der Firma erreiche. Ich weine bis zum Nachmittag und in den Abend hinein, bis ich endlich vor Erschöpfung einschlafe. Vielleicht lassen sich Traurigkeit und Sorge herauswaschen?

Unser Weitwanderweg hat begonnen und etwas in mir weiß, dass ab heute alles anders wird. Alle. Und alles.

In Folge haben wir einige Tage später eine weitere Untersuchung mit ähnlichem Ergebnis und deshalb bittet mich meine Ärztin eindringlich, doch ein Organscreening zu machen, was wir schlussendlich auch tun.

Auf eine Empfehlung fahren wir zu einer Ärztin, um den detaillierten Organ-Ultraschall machen zu lassen. Wir müssen lange warten, bis uns schließlich eine kühle, aber nicht unangenehme Ärztin hereinbittet. Lange Zeit untersucht sie mich, quälend lange. Um mir nach dieser Ewigkeit zu sagen, dass sie keine Ahnung hat, was unser Kind haben könnte. „Das muss sich die Chefin selber anschauen, die weiß es bestimmt." Bloß eines wolle sie mir mit auf den Weg geben. Mein Kind hätte nur eine Nabelschnurarterie und das sei an sich ein untrügliches Zeichen dafür, dass es einen Chromosomendefekt habe. Später hören wir in der Kinderklinik, dass dies auch eine Laune der Natur sein kann. Doch daran gewöhnen wir uns rasch.

Zehn Ärzte ist gleich etwa sieben Meinungen. Rasch wird klar, dass wir Strategien finden müssen, das zu überstehen, und dass wir vor allem Ärzte finden müssen, denen wir vertrauen und bei denen wir uns wohl fühlen.

Doch zuvor fahren wir nochmals zur „Chefin", wurde sie uns doch als Expertin für Seltenheiten präsentiert.

„Wahrscheinlich was Chromosomales"

Mit offenem Mund Kaugummi kauend starrt sie ausschließlich auf den Monitor des Ultraschallgerätes. Sie murmelt Halbsätze und spricht nicht mit mir. Sie schaut mich auch nicht an, beantwortet Fragen nicht. Mit meinem mittlerweile sehr groß gewordenen Bauch geht sie so grob und lieblos um, dass ich mir ernsthaft während der Untersuchung überlege, ob es passieren könnte, dass meine Fruchtblase platzt. Sie tut mir weh. Ich liege in diesem abgedunkelten Raum, der Bereich meines Körpers, der derzeit so viel Liebe und Schutz brauchen würde, liegt entblößt da und wird malträtiert. Die Ärztin wird nervös, ich gehe sogar so weit zu sagen, aggressiv. Sie ärgert sich, dass das Baby sich immer wegdreht (das hast du richtig, richtig gut gemacht, mein Schatz). Sie stammelt immer wieder halblaute Sätze, die ich nicht verstehe. Ich frage nach und bekomme keine Antwort. In mir kommt langsam, aber kontinuierlich der Ärger hoch. Mein Mann versucht nun auch, ein Gespräch zu führen. Zwecklos. Sie beendet die Untersuchung mit den Worten: „Sinnlos, es liegt bescheiden." Hernach eröffnet sie uns, dass sie denkt, unser Kind würde sehr schwer krank sein, „vermutlich was Chromosomales". Sie stellt in den Raum, dass „man" sich gut überlegen müsse, ein behindertes Kind zu gebären. Ich schaue fassungslos an mir herunter auf meinen riesigen Bauch und kann kaum fassen, was mir hier gerade empfohlen wird. Sie bestätigt einige Befunddetails ihrer Vorgängerin und sagt dann in gelangweiltem Ton: „Das wird sowieso ein Kaiserschnitt, das Kind wird sicher zu schwach sein für eine natürliche Geburt." Jetzt ist es mit meiner Fassung vorbei. Wie sehr wünsche ich mir eine natürliche Geburt. Mein lauschiges Landkrankenhaus habe ich mir schon aus dem Kopf geschlagen, nachdem meine Ärztin sagte, das Kind wird nicht gesund sein. Aber die Botschaft, es könnte ein Kaiserschnitt sein, in diesem selbstgefälligen Ton nach dieser grausamen Untersuchung, das ist mir jetzt zu viel. Zum ersten Mal in unserer Geschichte ergreift der Zorn das Wort. Noch bin ich es nicht gewohnt zu sagen, was ich fühle, und auszusprechen, was ich brauche. In den nächsten zwei Jahren werde ich darin Expertin werden.

Ich spüre, wie sich die Tränen ihren Weg suchen. Die Ärztin blafft mich an: „Na, so schlimm ist ein Kaiserschnitt auch wieder nicht." Und so spricht der Zorn das erste Mal aus mir: „Ob etwas schlimm für mich ist oder nicht, würde ich gerne selbst für mich entscheiden." Jetzt wird sie auch zornig und weder mich noch meinen Mann würde es wundern, wenn sie uns aus dem Untersuchungszimmer schmeißt. Dazu kommt es nicht, weil wir vorher gehen. Es reicht. Wir flüchten.

Zurück bei meiner Ärztin offenbare ich ihr selbstsicher, dass ich zu dieser Frau ganz bestimmt nie wieder gehen werde. Sie hört mir zu. Und heilt damit schon wieder einen Teil dessen, was schiefgelaufen ist. Unser Weg ist klar. Wir werden den Rest aller Abklärungen und Notwendigkeiten in der Kinderklinik erleben, die eine Autostunde von unserem Daheim entfernt liegt. Die Kinderklinik. Ich habe immer nur von anderen Müttern davon gehört. Müttern mit kranken Kindern. Bisher hat mich das nicht berührt oder betroffen. Jetzt hat es mich zu interessieren.

Glücklicherweise war das unser einziges negatives Erlebnis. Danach sind wir ausschließlich in guten Händen, von der einen oder anderen überarbeiteten Pflegeperson mal abgesehen. In der Kinderklinik angekommen, können wir damit beginnen, Vertrauen und Zuversicht aufzubauen.

Die erste Untersuchung dort liefert das gleiche Ergebnis wie zuvor. Doch die Art und Weise, wie uns gesagt wird, dass nicht vorhersagbar sei, wie es mit unserem Baby weitergeht, ist eine völlig andere. Bei unserem Kind wird ein Herzfehler festgestellt, den die Ärzte so nicht kennen. Einige andere Auffälligkeiten bringen die Mediziner zu dem Schluss, dass es gut möglich ist, dass unser Kind nicht eigenständig atmen wird nach der Geburt. Der Arzt sagt uns ganz sanft und vorsichtig: „Das gehört eben nun zum Bauplan dieses Babys. Und was dieser Bauplan nach der Geburt macht, darauf müssen wir warten. Wir können es nicht vorhersehen."

Bis zur Geburt sind wir im Kinderkrankenhaus in Betreuung. Die Wartezeiten sind das Schlimmste. Aber nicht, weil sie so lange sind. Im Wartezimmer hängen unzählige Fotos von behinderten Kindern, die Danke sagen zur Abteilung. Direkte, schonungslose Konfrontation mit unserem Thema, die ich zu diesem Zeitpunkt noch nicht ertrage.

EXKURS: SÄTZE, DIE ICH SCHWANGER NICHT HÖREN KONNTE

Ich mache diesen Exkurs nicht, weil ich bis heute damit hadere. Ich mache ihn, weil du möglicherweise gerade in dieser Lebensphase bist. Ich möchte dir damit zeigen, dass mir das Hadern mit Aussagen anderer nicht fremd war. Du bist nicht allein.

Hauptsache gesund!

Man geht sichtbar schwanger durch die Straßen. Bekannte sprechen dich an, man plaudert oberflächlich. Oft wird dann gefragt „Wisst ihr schon, ob es ein Bub oder ein Mädchen wird?" In unserem Fall war die Antwort: „Das wollen wir nicht wissen." Und dann kommt: „Na ja, Hauptsache gesund."

Hmm … und was, wenn nun diese Hauptsache fehlt? Wie fühlt es sich für Mütter von besonderen Kindern an, wenn sie hören, dass Gesundheit die Hauptsache ist? Wir haben nur dem engsten Kreis gesagt, dass mit unserem Baby etwas nicht stimmt. Unzählige „Hauptsache gesund" habe ich hingenommen. Erst viel später, als unser Sohn schon lange bei uns ist, ist mir eingefallen, dass ich hätte antworten können: „Ich finde, Hauptsache geliebt!"

„Du musst jetzt stark sein!"

Ich weiß einfach nicht, was all die Menschen mir sagen wollen. Zynisch wirkt dieser Rat auf mich. Zynisch und oberflächlich. Ich kann nichts damit anfangen. Es macht mir Druck, angeblich stark sein zu müssen. Oh Mann! Ich habe nachts Panikattacken, stehe Stunden auf dem Minibalkon meines Schlafzimmers und ringe um Luft. Dabei hämmern Ratschläge wie „Du musst stark sein" in meinem Kopf.

Heute weiß ich, dass ich hätte fragen können: „Wie genau geht das?" „Was meinst du da im Detail?" „Warum muss ich eigentlich stark sein, was passiert, wenn ich Schwäche zulasse?" Heute weiß ich, da ich mit Abstand drauf schaue, dass es BegleiterInnen Angst macht und sie überfordert, wenn man die Fassung verliert, wenn man sich in Tränen auflöst, sich nicht mehr einkriegt und die Traurigkeit allmächtig wird. Menschen raten auch zum Starksein, weil sie es nicht ertragen, ohnmächtig mit aushalten zu müssen. Ich habe das große Glück, dass mein Mann es kann, und bin beseelt mit wenigen Freundinnen, die auch „mit aushalten" können.

Achte darauf, wo und bei wem du Raum bekommst für deine Gefühlsstürme. Wer kann es ertragen, dass du vor Wut und Zorn rasend wirst, dass du dich in den Sümpfen der Traurigkeit verlierst oder die Angst dir die Kehle zuschnürt. Fordere diesen Raum für dich ein und erkläre deinen Lieben, deinen Nächsten, was du brauchst.

Vermutlich brauchst du keine Ratschläge, keine guten Tipps und schon gar keine Erzählungen, wie es der Cousine der Urgroßtante dritten Grades in einer angeblich ähnlichen Situation ergangen ist. Was du wahrscheinlich jetzt brauchst, sind Menschen, die dich in deiner Extremsituation aus-halten. Dich halten. Die mit dir schweigen, vielleicht mit dir weinen und die es ertragen, jetzt nicht mehr tun zu können, als einfach DA zu sein.

„Das haben gesunde Kinder auch"

Ja klar! Auch so ein Trostversuch, der der Verdrängung des Senders dienlich ist. Auch hier geht es um dieses „Nicht aushalten können" der Botschaften, die so Angst machen. Ein Versuch, die medizinischen Befunde gesund-zu-bagatellisieren, damit man sich nicht damit auseinandersetzen muss. Ich habe es oft als ignorant empfunden, wenn mir jemand vorschnell ins Wort gefallen ist mit „Ach, DAS haben gesunde Kinder auch" oder mit Erzählungen von gesunden Kindern, die eine gesundheitliche Kleinigkeit (im Vergleich) hatten.

Das alles hab ich mittlerweile überwunden, reflektiert und verziehen. Auch dir wird es mit etwas Abstand gelingen, wieder über den Dingen zu stehen. Doch will ich dir mitgeben, bis es so weit ist, gut für dich zu sorgen in allem, was im Laufe der Krise auf dich hereinprasselt. Setze deine Grenzen für dich und teile deinem Umfeld mit, was du nun brauchst, damit es möglichst wenig zu Reibungspunkten kommt.

SÄTZE, DIE MIR BIS HEUTE ZU SCHAFFEN MACHEN

Aushalten, aufarbeiten, verarbeiten … die eigene Geschichte zu überleben ist doch keine Leistungsdisziplin. Vielmehr geht es für mich darum, welche Wege jede und jeder für sich findet, Erlebtes in sich zu integrieren, um letztendlich daran zu wachsen.

MEIN SCHLÜSSELTRAUM

Gott ist immer bei mir

Folgender Traum war für mich so eindrucksvoll, dass ich ihn nicht mal hätte aufschreiben müssen, um ihn mir zu merken. Er hat meine weitere Schwangerschaft bestimmt und in ganz schweren, hoffnungsleeren Zeiten musste ich immer wieder dran denken. Er ist der Beweis für mich, dass wir getragen sind und dass es eine Verbindung geben muss zu etwas ganz Großem, wie auch immer wir es nennen wollen.

Ich sitze in einem kleinen Krankenhauszimmer im Bett und habe mein Neugeborenes im Schoß liegen. Ich bin allein und habe dieses Kind allein bekommen. Eine tiefe innere Zufriedenheit erfüllt mich, mein Herz ist weit und ich bin glücklich bis in die Zehenspitzen. Ich betrachte mein Kind. Es liegt eingebettet in die Nabelschnur da, diese ist aber hellblau und samtig weich. Wie in einem blauen Nest liegt mein Baby, zufrieden schlummernd. Plötzlich taucht am Kopfende des Bettes eine männliche Figur auf. Er ist aus einer anderen Zeit, trägt einen Umhang und strahlt unendliche Güte und Liebe aus. Ich denke bei mir „Ist das etwa Gott?" und möchte sein Gesicht sehen. Es gelingt mir jedoch nicht. Ich schaue ihn lange an. Dann blicke ich wieder auf mein Kind und plötzlich wurde aus dem samtig blauen Bettchen ein Gewirr aus rostigem Stacheldraht. Ich werde panisch und sehr, sehr wütend. Ich fauche das göttliche Wesen an: „Was ist es denn nun, was wird es? Das Gute oder das Stachelige?!" Und er sagt ganz ruhig: „Es wird das, was du daraus machst!"

Was, wenn ich es nicht lieben kann?

Wohlig und geborgen wuchs es in mir heran,
bis die schwere Botschaft zu uns kam.
Kummergeister klammerten sich fortan an mir fest
und bauten schließlich in meinem Kopf ihr Nest.
„Was, wenn ich es nicht lieben kann?",
fingen sie nachts zu tuscheln an.

Sie raubten mir Schlaf und Luft,
heuer erreichte mich nicht des Sommers heilender Duft.

Die Kummergeister kreisten um mich,
 immer lauter immer schneller,
hatten mich oft ganz in ihrem Bann …
„Was, wenn ich es nicht lieben kann?"
Wir hörten „Dieses Kind ist sehr schwer krank",
„Dieses Kind ist viel zu schlank",
„Dieses Herz hat keine Kraft" und schließlich
„Ob es dieses Kind wohl schafft?".

Und kaum wurde es still um mich,
schlichen die Geister wieder an mich ran –
„Was, wenn ich´s nicht lieben kann?"
Ich gebäre dich und blick das
erste Mal in dein Gesicht
und spür sofort – diese Frage stellt sich einfach nicht.
Du hast neun Monate in meinem Herz und Bauch gelebt,
neun Monate haben wir an unserem Herzensband gewebt.
Dies starke Band lässt sich nicht beirren
von Krankheit, Genen oder anderen Wirren.
Ich stehe dir bei mit all meiner mütterlichen Kraft
und fühle, dass sie Übersinnliches schafft.
Ich will dich nehmen, grad so, wie du mir gegeben
und heiße dich herzlich willkommen
in unserem Leben!

DIE SCHWANGERSCHAFT TROTZDEM BEWUSST ERLEBEN

Wie ich im Teil B ausführlicher beschreibe, werden ein paar Stützpfeiler für mich sehr wichtig in dieser krisenbehafteten Zeit. Eine sanfte Yoga-Übungsreihe oder eine kurze Bewegungsmeditation retten mir oft den Tag.

Ich lerne, zu atmen und mich zu erden, um Panikattacken im Anflug abzufangen.

Eine mir schon sehr vertraute Fantasiereise zum Ungeborenen wird mehrmals die Woche unser abendlicher Fixpunkt vor dem Schlafengehen.

Die Massage der Fußsohlen von mir selbst oder meinem Mann helfen mir dabei, mich zu spüren und „standhaft" zu bleiben. Bei den Bauchmassagen haben wir für unser Baby indische Yogamusik gekauft, die er dann auch in seinen ersten Lebenswochen im Krankenhaus mittels MP3-Player hören konnte.

Für mich geht es stark darum, mich zu spüren und im Kontakt mit mir und meinem Kind zu sein. Das erreiche ich am besten mit diesen Maßnahmen. Weiter unten liest du die Details dazu.

Versuche, zu genießen. Nimm dich immer wieder heraus aus der Situation!

EIN DEAL

Ich habe mir so sehnlich eine natürliche Geburt gewünscht. Dafür wollte ich kämpfen. Einerseits. Doch wollte ich uns auch nicht in Gefahr bringen. Wieder ein innerer Konflikt. Wieder dieses Abwägen. Und wieder hilft mir ein Satz meiner lieben Hebamme: „Du hast die beste Verbindung zu deinem Kind, die einzige Verbindung. Rede mit ihm!"

Genau das tue ich. Immer und immer wieder rede ich mit dem Baby und nehme Verbindung auf. Ich sage ihm, dass passieren soll, was für es das Beste ist.

Irgendwann findet im Kinderspital wieder eine der gynäkologischen Untersuchungen statt und der Arzt will mit mir einen fixen Termin für den Kaiserschnitt vereinbaren.

Ich sage ihm, dass es da eine Kleinigkeit zu besprechen gibt. „Ich möchte keinen Kaiserschnitt, wenn es für das Kind keine höhere Gefährdung darstellt, möchte ich bitte natürlich gebären!" Er schaut mich lange an. Er schweigt. Er denkt nach. Auch er nimmt mich ernst, obwohl ich schon vor ihm gewarnt wurde, dass er so ungehalten sein kann. Ich komme gut mit ihm zurecht und er respektiert meinen Wunsch. Er wirkt, als würde er sorgfältig abwägen, was er nun sagen soll. Die Tatsache, dass mein Kind möglicherweise gar nicht überleben wird, nimmt dabei viel Raum ein. Er ist der Meinung, dass es für mich tatsächlich besser wäre, natürlich zu gebären, für den Fall, dass wir uns wirklich voneinander verabschieden müssen. Schließlich bietet er mir an: „Machen wir uns einen Deal aus. Bis zum errechneten Geburtstermin warten wir. Am Termin kommen Sie rein und wir reden weiter. Aber dann wird vermutlich ein Kaiserschnitt das Beste sein!" Ich bin einverstanden und so erleichtert, dass er nicht stur auf den Kaiserschnitt besteht. Ab diesem Tag bitte ich mein Kind täglich darum, dass es etwas früher kommen soll. Tatsächlich kündigt sich mein Sohn exakt eine Woche vor dem errechneten Termin an!

GEHIRNARCHIV ... DIE GEBURT

Ich erinnere mich:
- *Ich erinnere mich an das letzte Foto mit bewohntem Bauch.*
- *Ich erinnere mich an die lila Bluse deiner Hebamme Luzia.*
- *Ich erinnere mich daran, dass ich stundenlang keine Wehen hatte.*
- *Ich erinnere mich an die SMS an deine Patin „Bete, Gertraude, bete".*
- *Ich erinnere mich daran, dass der Wehenschmerz im Bauch gleich schlimm war wie der Schmerz der Ungewissheit in meinem Herzen.*
- *Ich erinnere mich an die gemütliche Wärme im Wehenzimmer.*
- *Ich erinnere mich an die Blitze und das Gewitter in dieser Nacht. Und an das Wort unserer Hebamme „Blasensprungwetter".*
- *Ich erinnere mich an indische Yogamusik.*
- *In erinnere mich an braunen, lauwarmen Wehentee. Ganz ehrlich, er hat mir nie wirklich geschmeckt.*
- *Ich erinnere mich daran, dass du die 12. Geburt in dieser Nacht warst. 4 Uhr 42.*
- *Ich erinnere mich an das ungepflegte, alte und schmuddelige Vierbettzimmer im Wochenbett. Das Schicksal der Sonderklasse-losen.*
- *Ich erinnere mich daran, dass unsere Hebamme, die uns durch die Schwangerschaft begleitet hat, die Einzige war, die gefragt hat, wie die Geburt war. Die Geburt ist im Wahnsinn unserer besonderen Situation völlig untergegangen.*
- *Ich erinnere mich an den humorlosen Arzt, der mit mir im Kreiszimmer über Sectio sprach und meine Freude darüber, dass wir sie nicht gebraucht haben.*
- *Ich erinnere mich an unzählige, schmerzgepeinigte Gebärschreie anderer Frauen. Was wohl aus all diesen Kindern geworden ist?*

- Ich erinnere mich an den Dämmerschlaf zwischen den Wehen.
- Ich erinnere mich an die grenzenlose, so klar spürbare, bedingungslose Liebe deines Vaters.
- Ich erinnere mich an meine Neugier, ob du ein Bub oder ein Mädchen bist.
- Ich erinnere mich an das gelbe Handtuch, in das du rasch gewickelt wurdest, bevor sie dich weggebracht haben, und daran, dass ich zwei Stunden lang nicht wusste, ob du es geschafft hast.
- „Es ist ein Bub."
- Ich erinnere mich daran, wie eilig du es plötzlich hattest.
- „Wird er überleben?"
- Ich erinnere mich an Krankenhausetiketten, auf denen nur „Knabe" stand, weil keine Zeit war, dir einen Namen zu geben.
- Ich erinnere mich an das Platzen der Fruchtblase und den Freudentanz deiner Brüder: „Hurra, das Baby kommt, das Baby kommt."
- Ich erinnere mich an den ledrigen Geruch des alten, sperrigen Lehnsessels, in dem dein Vater mich das erste Mal zu dir brachte, weil ich noch nicht gehen konnte.
- … und an dein leises Wimmern bei unserer ersten Begegnung.
- Das Dunkelblau der Neo.
- Dein verzweifelter, atemloser Gesichtsausdruck nach dem Abnabeln.
- Ich erinnere mich an den Geruch des Putzmittels im Teddyhaus und an das leckere Müsli, das es dort immer gab.
- Ich erinnere mich daran, dass ich am Tag deiner Geburt dachte, es könne nicht mehr trauriger werden, und daran, dass ich in den Wochen danach stetig eines Besseren belehrt wurde.
- Ich erinnere mich an das Lachen und die Sommersprossen von Christine, mit der ich in der Milchküche die Muttermilch für dich abgepumpt habe. Ich habe sie so bewundert für ihre positive Sichtweise.

- *Ich erinnere mich an die Teddyspieluhr von Oma, die an deinem Intensivbett hing.*
- *Ich erinnere mich an die Hitze in der Stadt und daran, dass der Sommer ohne uns stattfand.*
- *Die ersten Tropfen Muttermilch. Deine Brüder dachten, sie ist deshalb orange, weil ich so viele Marillen gegessen habe.*
- *Ich erinnere mich an mein tiefes Urvertrauen und an das Bild, dass all meine weiblichen Ahnen hinter mir stehen und mir beistehen.*

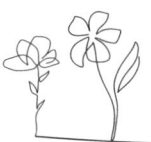

Was bin ich nun?

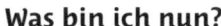

Mehr denn je stell ich mir die Frage „Was bin ich nun?"

Bin ich Mutter oder Krankenschwester, eine schwierige Angehöri-
ge oder eine psychiatrische Patientin?

Was bin ich nun?

Wie nennen wir Frauen, die nicht mehr schwanger sind, aber den-
noch kein Baby an ihrer Brust tragen? Verdiene ich den Titel MUT-
TER, wenn ich meinen Säugling, der nicht saugt, jede Nacht alleine
lasse, fremden Händen und blauen Schürzen überlasse?

Was bin ich nun?

Einsam bin ich. In meinem leeren, viel zu weichen Körper, mit
dieser unerträglichen Stille in meinem Bauch. Einsam unter all den
lieben Menschen mit all dem Trost und all der Hilfe. Einsam.

Traurig bin ich. Dass ich dich nicht halten kann. Dass fremde
Hände hilfreicher sein sollen als meine. Traurig über einen Sommer,
der für mich nicht stattfindet, traurig über unsere Familie, die so
zerrissen wird.

Verzweifelt bin ich. Wenn ich mich in den Tälern der Angst verirre,
in den Sog von Panik gerate oder in den Sümpfen der gemischten
Gefühle unterzugehen drohe.

Eine einsame, traurige und verzweifelte MAMA.

Aber ich BIN Mama. Und als Mama bin ich auch voll Zuversicht,
im tiefen Glauben an deine Kraft, voll Vertrauen ins Leben und da-
rin, dass es dieses Leben letztendlich gut mit uns meint.

Voll Hoffnung, erfüllt mit Liebe.

Meiner Liebe zu dir!

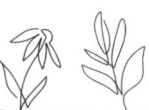

DIE LAGE IST SEHR ERNST

Wir sind nun seit einer Woche im Kinderspital. Ich zähle die Tage. Zählen hilft mir. Tage, Stunden, Lamellen an Jalousien, Infusionen, Schläuche, Venenzugänge. Zählen gibt mir eine gewisse Ordnung, die ich verzweifelt in mir suche.

Der Oberarzt bittet uns zum Gespräch in den kühlen, kargen Elternraum, der uns dennoch in dieser kurzen Zeit zu einer kleinen Oase der Erholung und Ruhe wurde. Der Ort, an dem man für ein paar Minuten Abstand nehmen kann vom Unaushaltbaren.

Ich weiß, dass es unserem Kind nicht gut geht, ich fühle es und dennoch hoffe ich so sehr, dass uns der Arzt heute Mut macht. Sein Blick bei der Begrüßung verrät, dass er das heute nicht zu bieten hat. Bisher hat er sich durch besondere Menschlichkeit und fachliche Kompetenz ausgezeichnet. Auch diesmal enttäuscht er uns diesbezüglich nicht.

Er erklärt uns fachlich, dass unser Kind zusätzlich zu seinen Herzproblemen eine Darmentzündung bekommen hat (nekrotische Enterocolitis) und dass nicht klar ist, ob der Darm davon gerissen ist. Zusätzlich reagiert unser Baby auf das Antibiotikum nicht, die Entzündungswerte steigen ins Uferlose und ein neues Medikament wird noch ausprobiert. Dies sei die letzte Chance, die Entzündung in den Griff zu kriegen, denn er hat bereits Bakterien im Blut (Blutvergiftung, Sepsis).

Ich höre kaum, was er uns zu erklären versucht, denn ich bin dominiert von einer einzigen, zentnerschweren Frage, die in meinem Kopf unentwegt hämmert: „Wird er überleben?" Ich wäge ab, ob ich sie stellen soll. Was möchte ich lieber? Klarheit, die vielleicht vernichtend ist, oder noch tagelange Qual mit der Ungewissheit? Ich atme tief ein, es surrt in meinen Ohren, meine Stimme klingt belegt und so bringe ich schließlich hervor: „Wird er sterben?"

Der Arzt schaut mir tief und ernst in die Augen, eine scheinbare Ewigkeit. Er überlegt sich gut, welche Worte er wählt und entscheidet sich für: „Die Lage ist sehr ernst. Doch solange es eine Chance und Hoffnung gibt, werden wir alles versuchen, was in unserer Macht steht."

Alles in mir ist taub. Auch das Surren in den Ohren ist verstummt. Stille. Als wäre jede einzelne meiner Körperzellen gelähmt. Ich fühle, dass der Tod unter uns ist, wie schon bei der Geburt, und es wird dies nicht das letzte Mal sein, dass er mir so unmittelbar begegnet. Naiv dachte ich in den Monaten zuvor, ich hätte mich auf genau das hier vorbereitet. Jetzt wird mir klar, dass nichts von all dieser Vorbereitung fassbar ist. Ich fühle mich dem ausgeliefert. Ohne den geringsten Widerstand zu leisten, lasse ich mich von der Panik mit starkem Sog in ihren Bann ziehen.

DER ABSCHIED

Ich bin gekommen, um zu bleiben.
Doch heute fehlt jede Hoffnung.
Ich liebe dich.
Ich bin gekommen, um zu bleiben.
Papa ist immer bei mir.
Mamas Tränen sind heute besonders schwer.
Ich bin gekommen, um zu bleiben.
Ich liebe dich.

Ich bin eine Woche und zwei Tage alt. Ich bin müde und habe Schmerzen. Mein Darm hat sich entzündet. Ich verstehe nichts von dem, was alle um mich reden, aber ich fühle. Ich spüre, dass viele nicht bereit sind, mit mir eine Bindung einzugehen, weil sie denken, dass ich sterbe. Sie schützen sich damit vor dem Schmerz. Aber ich fühle auch, dass manche an mich glauben. Das sind die, die liebevoll mit mir reden und ganz anders nach mir greifen. Abends hängen sie ein rotes Tuch über mein Bett. Dann weiß ich, dass es ruhig wird und die Nacht kommt.

Nacht ohne Mama.

Nacht ohne Papa.

Nacht allein.

Mama und Papa. Sie sind jeden Tag bei mir. Mama ist müde, schwach und unendlich traurig. Ich fühle es so stark. Papa ist immer abends bei mir, wenn alle anderen Eltern schon im Teddyhaus sind. Er singt mir vor und liest aus Kinderbüchern. Ich liebe seine Stimme, sie ist mir so vertraut. Tief, ruhig und voll der Liebe höre ich sie jeden Tag. Schon in Mamas Bauch hab ich sie so gern gehört.

Ich frage mich, wo meine Brüder sind. Sie dürfen nicht in die Piepsräume.

Es ist Wochenende. Mama fragt, ob jemand Zeit hat, mich in ihren Schoß zu legen. Mich intubiert und mit all den Schläuchen zu Mama zu legen, ist ein großer Aufwand, daher erlebe ich das leider sehr selten. Mama muss sich in einen alten großen Lehnsessel setzen, sie zieht sich meist aus, damit ich sie besser riechen kann, dann kommen zwei Krankenschwestern und heben mich aus dem Bettchen. Es dauert lange und tut weh, aber ich will zu Mama. Sie riecht so gut. Abends lässt sie mir immer ein Shirt von sich da, damit ich sie auch im Bett riechen kann. Endlich liege ich in ihrem Schoß, eine Stunde darf ich nun so bleiben.

Mamas Tränen tropfen auf meinen Körper. Heute sind Mamas Tränen besonders schwer und es fehlt jede Hoffnung. Mama ist müde und entkräftet, ent-mut-igt. Ich kenne Mamas Tränen, sie fallen fast täglich auch in mein Bettchen und manchmal massiert sie sie in meine Brust ein. Sie tränkt auch Wattestäbchen mit ihrer Muttermilch und benetzt damit meine Lippen. Das dürfen wir eigentlich nicht, weil mein Darm so schwer krank ist. Aber es schadet mir nicht, weil es nur Tröpfchen sind, im Gegenteil, ich liebe diesen Geschmack und ich liebe Mama dafür, dass sie Regeln bricht.

Mama spricht heute sehr ernst und traurig mit mir. „Ach Baby, falls du für mich kämpfst, hör bitte auf damit. Ich ertrage es nicht mehr, dich leiden zu sehen. Bitte geh, wenn es für dich besser ist. Hör auf, bei deiner Entscheidung an mich zu denken. Triff die für dich beste Entscheidung. Ich liebe dich und werde dich immer in meinem Herzen tragen. So oder so."

Ich bin fest entschlossen zu bleiben. Denn ich bin gekommen, um zu bleiben.

Es ist noch nicht aller Tage Abend

Ich beginne langsam, mich wieder zu spüren und in diesen Momenten kann ich mich auch an all meine „Methoden der Selbstberuhigung" erinnern. Ich atme tief. Ich weine. Mittlerweile erlaube ich mir, laut zu weinen, zu schluchzen. In mir lebt nicht nur eine Frau und Mutter. In mir lebt auch das kleine Mädchen von damals, das sich bei Traurigkeit völlig in Tränen aufgelöst hat und Schutz suchend zur kinderfreundlichen Nachbarin gelaufen ist. Dieses kleine, hilflose Mädchen ist in diesen Wochen sehr oft hellwach. Es ist alarmiert und sucht nach Halt. Aber allem voran ist es schrecklich alleine und einsam tief in sich drinnen.

Die kinderfreundliche Nachbarin ist jetzt in dieser Lebensphase meine Hebamme. Ich rufe sie an und allein die Tatsache, ihr alles erzählen zu dürfen, beruhigt mich und gibt mir Sicherheit und Geborgenheit. Ich erzähle ihr vom Gespräch mit dem Oberarzt, seinen klaren Worten und meinem dringenden Bedürfnis, mich von meinem Baby zu verabschieden. Ihre Stimme wirkt auf mich wie ein Beruhigungsmittel. Wir reden lange, bis ich aufnahmebereit bin für ihre Erinnerungen an unser vereinbartes Mantra.

„Es ist noch nicht aller Tage Abend!", sagt sie sanft und in mir breitet sich das Licht der Hoffnung wieder aus.

Vertraue darauf, dass es da ist. Dieses Licht in dir. Auch wenn du es manchmal nicht spüren oder anderswie bemerken kannst. Es flackert in dir! Ganz gewiss.

Die Kraft der Gemeinschaft

Meine Hebamme fragt mich bei diesem Telefonat, ob es für mich in Ordnung sei, wenn sie ihren Gebetskreis für unser Kind aktiviert und viele Menschen gemeinsam zu einer vereinbarten Zeit für ihn beten. Natürlich stimme ich dieser Form einer gemeinsamen Kraft zu und freue mich über ihre Idee. Der Gedanke, dass sie mein Baby in ihre Mitte nehmen und für ihn beten, berührt und ehrt mich.

Viele, viele Monate später greifen wir noch einmal auf diese geballte Kraft des Kollektivs zurück, dann schon selbst initiiert. Unser Kind schwebt abermals in Lebensgefahr. Viele Freunde antworten auf unsere Bitte, sonntags von 18 Uhr bis 20 Uhr an unser Kind zu denken, zu glauben oder für ihn zu beten, „Danke, dass ich etwas beitragen und tun kann". Am nächsten Tag erreichen mich unzählige Fotos von brennenden Kerzen. Über hundert Kerzen brannten für unseren Helden, ich halte das für eine wunderschöne Methode, Freunde und Verwandte einen Beitrag leisten zu lassen.

WIE VIEL DES UNAUSHALTBAREN TRAGEN WIR NACH DRAUSSEN?

Ein sehr sensibles Thema und wie bei allen Inhalten in diesem Buch ausschließlich individuell, je nach familiären Gegebenheiten zu beantworten. Ich möchte dir und euch für diese Entscheidung einige Gedanken mitgeben.

Was wir uns dazu überlegt haben war, wie viel von dem eigentlich Unerträglichen ist für die Großmütter, Großväter, Tanten, Freundinnen und Kollegen zumutbar und notwendig. Tatsache ist, dass bereits der Umstand „Unser Kind liegt auf der Intensivstation" Angst und Überforderung erzeugt. Wozu noch detaillierte Fotos, Hinweise darauf, was Intubation genau bedeutet, oder andere medizinische Feinheiten?

Wir haben uns dafür entschieden, so viel wie aus unserer Sicht nötig und so wenig wie möglich preiszugeben und auch keine Besucher zuzulassen. Zum einen, um unsere Lieben zu schützen. Zum anderen deshalb, weil sie uns nicht mehr unterstützen und halten können, wenn sie selbst absorbiert sind von der Situation und mit uns und unserer Todesangst mitschwingen wie die Saiten einer Geige.

Ein für mich ganz wesentlicher Grund, dem „Außen" nicht allzu klar über die tatsächliche Situation zu berichten, lag darin, dass ich wollte, dass so viele Menschen wie möglich an mein Kind glauben, im Guten an ihn denken, und ich bin davon überzeugt, dass es im kollektiven Ganzen einen riesengroßen Unterschied macht, ob Angehörige scheu vor Bindungsangst denken, „Ob er es wohl schafft" oder ob sie lebensbejahend und hoffnungstragend denken, „Er ist zwar im Krankenhaus, aber bald lernen wir ihn kennen".

Meine liebe Freundin Doris hat mir unseren Chatverlauf gespeichert, ausgedruckt und in Form eines Buches bei der Ankunft daheim geschenkt. Danke, Doris, du Geschenk des Himmels. Nur deshalb ist es mir möglich, euch hier zu zeigen, wie wir diese Frage, wie viel wir nach außen tragen, für uns beantwortet haben:

23. Juni 2017

Liebe Familie! Unser drittes Erdenlicht wurde heute um 4:42 geboren. Wir blicken auf eine harmonische, aber auch sehr intensive Geburt zurück. Alles Weitere müssen wir nun abwarten, er wird derzeit überwacht und untersucht. Wir dürfen erst in 2 Stunden zu ihm. Alles Liebe!

Wir haben darauf verzichtet, die Lebensgefahr zu kommunizieren.

7. Juli 2017

Hallo Familie! Heute bin ich zwei Wochen alt. Ich kämpfe und mein Gesundheitszustand ist eine Achterbahn. Mein Darm erholt sich leider nur langsam, daher krieg ich leider wieder kein Essen und muss auf Mamis leckere Muttermilch verzichten, die sie literweise für mich abpumpt. Die Herzspezialisten sind zuversichtlich, aber vor einer Herzoperation muss sich mein Allgemeinzustand verbessern.

Leider müssen wir uns darauf einstellen, dass ich sehr lange im Krankenhaus bleiben werde. Ich gebe mein Bestes hier, aber mein Start ist sehr beschwerlich. Mama und Papa sind jeden Tag da und ihr lernt mich dann einfach später kennen. Ich habe übrigens dunkle Haare und blaue Augen, genau wie Papa. Alles Liebe

Die Augen unseres Kindes sind tatsächlich blau. Wir haben damals geraten. Unser Kind war im künstlichen Tiefschlaf.

23. August 2017

Hallo ihr alle, die ihr immer noch an uns denkt und immer wieder nachfragt! Morgen werde ich zwei Monate alt. Zwei Monate, in denen ich unheimlich viel er- aber vor allem überlebt habe. Ich weiß noch nicht, was frische Luft ist, wie sich Mamis Bett anfühlt oder was Mama mit "Zuhause" meint, aber nachdem es sich gut anfühlt, gebe ich mein Bestes, um hier bald rauszukommen. Nach 56 Tagen Intensivstation habe ich es letzte Woche geschafft, ein Überwachungsbett zu ergattern, was ein großer Schritt war. Mein nächstes Projekt lautet "vollständig alleine atmen und Leberwerte drosseln". Meine Familie hofft, mich im September nach Hause zu bekommen, ich habe meine Brüder erst einmal gesehen. Meine Mami schaut schon so fertig aus, aber ich tu was ich kann, um die Situation zu verändern. Denn wir haben einen Deal. Sie sagt jeden Tag zu mir: "Baby, ich habe JA zu dir gesagt, bitte sag du jetzt JA zum Leben." Das tue ich. Verzeiht Mama, dass sie noch immer keine Besuche und Fragen erträgt, das wird sich wieder ändern, jetzt kann sie nur so. Liebe Grüße

WIEDER EIN GROSSER TAG

27. Juli. 2017: Es ist fünf Uhr früh, der Wecker läutet in der Elternpension. Während der Lockenstab und der Zwiebelschneider von Tupperware die unnötigsten Geräte in meinem Alltag sind, ist der Wecker der Unsympathischste. Nur heute nicht. Heute ist er mir gar nichts.

"Wenn Sie Ihr Kind noch in den OP begleiten wollen, müssen Sie um sechs hier sein!", hieß es vor wenigen Tagen, als wir erfuhren, dass unser Sohn seine große Herzoperation nun doch früher haben wird. Wir läuten auf der Intensivstation. Als ich den Raum, in dem mein Baby liegt, betrete, fühle ich mich scheiße. Immer wieder zweifle ich daran, ob unsere unendlichen Stunden hier etwas bringen, ob er uns hört, spürt, mitkriegt. "Eine gute Mutter würde so etwas nicht in Frage stellen!", keppelt mein innerer Kritiker, mir vertraut, doch heute kann ich ihn so gar nicht gebrauchen. Eine Schwester kommt. "Kommen Sie bitte mit in den Elternraum …", dort fährt sie fort: "Es tut mir leid, es kann sein, dass er heute doch nicht drankommt, es wird gerade ein Notfall operiert, wenn der noch länger dauert, geht sich ein Herz nicht mehr aus!" Der mir vertraute Milchglasschleier vor meinen Augen ist urplötzlich da. Ich krümme mich und sinke in mich zusammen wie damals, wenn die Rüpel meiner Klasse mir rücksichtslos den Medizinball in den Bauch gewuchtet haben. Von weiter Ferne höre ich meinen Mann „Wir werden wirklich sehr geprüft hier" sagen.

30 Minuten später bricht Hektik aus, rasch, rasch, der OP hat angerufen, unser Sohn kommt doch noch dran. Die nächste Welle an Emotionen, nun eine ganz andere, erfasst mich. Wie gelähmt trotte ich hinter einem riesigen Intensivteam her und möchte überall sein, nur nicht hier in dieser Situation. „Ab jetzt übernehmen die Göttinnen", denke ich bei mir.

Wir wissen, dass es etwa sechs Stunden dauern wird. Zurück im Elternzimmer versuche ich mich abzulenken. Ich sitze vor dem PC und arbeite parallel an der Geburtsanzeige und an der Todesanzeige meines Kindes. Zwei Jahre später wird mir meine beste Freundin sagen, wie schlimm sie das gefunden hat. Ich hab es so gebraucht und alles darf sein. Ich musste mich auf beide Wege vorbereiten. Irgendwann ist es nicht mehr auszuhalten. Warten. Warten. Ständig warten.

Ein Café in der Stadt führt mein Lieblingseis. Wir wollen dort weiter auf den Anruf des Chirurgen warten, in dessen Hände wir das Leben unseres Kindes legten. Fünf Stunden, dann sechs, dann sieben. Nie werde ich vergessen, dass das beste Eis der Welt an diesem Tag meine Geschmacksknospen nicht erreicht. Vorsorglich hat mir mein Körper eine Betäubung verpasst, die Spüren und Genießen unmöglich macht.

Das Telefon läutet nach acht Stunden. Es gab Komplikationen, aber in zwei Stunden dürfen wir zu unserem Kind. Hundertmal haben mir die Krankenschwestern gesagt, ich solle mir vor der OP Fotos von herzoperierten Kindern ansehen, damit ich keinen Schock bekomme. Wie so oft hab ich den Rat nicht befolgt.

Noch weiß ich nicht, dass ich mein völlig entstelltes Baby in zwei Stunden nicht erkennen werde und dass ich an einem fremden Bett „Hallo Baby" flüstern werde, bis mich eine Schwester wegholt …

Zeitreise ins Jetzt

27. Juli. 2019: Badeurlaub mit dir. Du bist nun zwei und hast achtmal so viele Narben, wie du Jahre alt bist. Ich genieße deine Umarmung im Wasser und freu mich an dem Spaß, den du hier hast. Viele Menschen starren dich an. Ich verstehe sie. Vielleicht spüren sie, dass jede deiner Narben eine Geschichte zu erzählen hat. Zu hören ist sie nur für die, die ganz still sind und mutig genug, hinzuhören. Und vielleicht, wer weiß das schon, hält jede von ihnen sogar eine heilsame Botschaft bereit … Lausch doch mal …

WERDE ICH JEMALS DEINE STIMME HÖREN?

Als unser Sohn nach 56 Tagen endlich extubiert wird, bleibt er stumm. Eine neue Ungewissheit schleicht sich heran. Wird er je eine Stimme haben? Niemand kann uns diese große Frage beantworten, niemand beruhigt uns. Der Befund des HNO-Arztes ist uneindeutig. Wieder werde ich fast verrückt vor Sorge.

Dass es meinem Kind nicht gut geht, sieht man nur, wenn man ihn anschaut, die Pflegepersonen nennen das „grimassieren". Auf der Intensivstation ertrage ich das noch, aber zwischen der Intensivstation und dem Elternzimmer, wo ich dann endlich das erste Mal eine Nacht mit meinem Kind verbringen darf, muss er in eine Art Überwachungszimmer auf der Normalstation. Plötzlich ist nicht mehr eine Krankenschwester für mein Kind verantwortlich, sondern zwei für über 20 Kinder. Ihr ahnt schon, was jetzt kommt. Nach

Kindern, die nicht weinen, schaut man nicht. Was bedeutet das für ein stummes Kind?

Ich soll ab 20 Uhr heimfahren, diese Regel will und kann ich nicht einhalten. Da die Pflegekräfte chronisch überfordert sind, ist es ihnen aber nicht unrecht, dass ich täglich bis in die Nacht hinein bei meinem Schatz bleibe. Erst kurz bevor der letzte Zug fährt, muss ich mich verabschieden. Morgens fahren wir abwechselnd zu ihm, so früh es uns möglich ist. Es sind ganz schreckliche Tage. Einmal treffe ich mein Kind schweißgebadet an. Er „schreit", das bedeutet, man sieht in seinem Gesicht die Verzweiflung, aber man hört ihn nicht. Er ist vermummt und viel zu fest eingepackt, es ist ein heißer Sommer und die Kinderklinik ist nicht klimatisiert. Er wirft seinen Kopf verzweifelt hin und her, reibt sich damit an einem seiner Kabel blutig. Der Löwin in mir wird augenblicklich klar, dass es wieder einmal Zeit ist für einen Kampf. Ich spreche mit dem stationsführenden Oberarzt. Aber nicht, um jemanden anzuklagen oder zu verurteilen. Jeder tut, was in seiner Macht steht. Es geht mir darum, dass wir so schnell wie möglich ein Eltern-Kind-Zimmer bekommen. Wie will er die optimale Versorgung eines stummen Kindes sonst gewährleisten?

Es dauert trotzdem, weil die Station überfüllt ist, und so müssen wir mehr als eine Woche mit dieser Situation leben. Dann endlich kommt die frohe Botschaft! Endlich darf ich mit meinem Kind ein Bett teilen, natürlich stören all die Kabel und Sonden das Kuscheln, aber es macht mir in der Zeit nicht viel aus. Einfach zusammen sein, sich spüren, streicheln. Endlich all das machen, was wir im Wochenbett gern gemacht hätten. Ich bin im siebenten Himmel.

ZU HAUSE ANKOMMEN

2. September 2017

Liebe Familie, liebe Freunde, Nachbarn, Kolleginnen, ihr MIT-Menschen! Heute ist mein Geburtstag und der 20. Todestag von Viktor Frankl. Er ruft uns auf, TROTZDEM Ja zum Leben zu sagen. Nach 72 Tagen Krankenhaus macht mir heute mein Sohn, unser tapferer kleiner Held, das wunderbarste Geschenk, das ich je bekommen habe: Wir sind endlich daheim!!! Wir haben seine Brüder überrascht und unter dem Vorwand „Baby besuchen" in die Kinderklinik gebracht und erst dann verraten, dass unser Kind mit heimfahren wird. So viel Freude, so viel Glück, so viel Dankbarkeit füllt uns alle aus. Nun beginnt für uns 72 Tage verzögert und etwas anders als üblich die Zeit des Ankommens, des Sich-neu-Findens und Zusammenwachsens. Für unser Baby ist nun der Raum eröffnet, zu heilen, zu wachsen, sich zu erholen. Wir bitten euch um Verständnis dafür, dass wir jetzt mal ganz für uns in unserer Höhle sein wollen und euch dann später einladen, wenn wir besuchsfit sind. Es war eine harte Zeit, ein Weitwanderweg ohne Wegmarkierungen, ohne ausgetretene Pfade und ohne Pausen. Und dieser Weg ist hier nicht zu Ende. Alles Liebe und Gute!

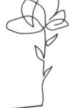

72 Tage

Deine Schmerzen erkannt,
um dein Leben gebangt,
dir Erlösung gewünscht,
mich dafür verwünscht.
Dich losgelassen,
deine Seele entlassen
und doch stets die Götter gebeten
für dich einzutreten.
Ängste plagten,
Moment für Moment ertragen.

Dann endlich sich hoffen trauen,
Zuversicht aufbauen.
Nach 56 Tagen
dich endlich tragen,
halten, streicheln, spüren,
dich liebevoll berühren.
Wir lassen unsere Liebe angstfrei fließen,
trauen uns, mit diesem Sommer abzuschließen.
Endlich darfst du bei uns sein,
voll Dankbarkeit bringen wir dich heim.
Jetzt kannst du wachsen und gedeihen
unser aller Liebe wird dir Dünger sein!
Herzlich willkommen

Ja! Endlich zu Hause! Unser Kind hat noch acht Medikamente und eine Magensonde, ich noch immer diese schreckliche Milchpumpe, aber wir sind endlich daheim. Wir igeln uns ein, verkriechen uns, möchten die ersten Tage nicht einmal spazieren gehen, so sehr drängt sich das Höhlenbedürfnis in uns auf. Und dem kommen wir auch nach.

Die Normalität einladen

Mehrmals reißt sich unser Kind die Magensonde raus. Da wir sie für die Medikamente brauchen, fahren wir immer wieder ins Krankenhaus, um sie neu setzen zu lassen.

Eines Tages, ein Samstag, ist es wieder einmal so weit. Beim Pflasterwechsel zupft unsere Maus an der Sonde, zack, ist sie wieder weg. Die Medikamente sind bereits reduzierter und wir haben überhaupt keine Lust auf den Wartebereich der Ambulanz. Da sich unser Kind beim Fläschchentrinken nicht sehr geschickt angestellt hat und er bei den Versuchen an der Brust zu trinken vergessen hat, zu atmen, rufe ich meine Hebamme an. Ich frage sie, ob sie kommen könnte, uns überwachen könnte, während wir doch versuchen, zu stillen. Vielleicht wusste der Kleine ja, warum er sich diese Sonde immer wieder entfernt hat? Sie willigt ein und wir legen unseren kleinen Helden an die Brust. Er trinkt. Und trinkt und trinkt. Ich nehme ihm die Brust immer wieder weg, damit er atmen kann und sich nicht überfordert, aber er ist definitiv ein begabtes Busenkind. Wieder durchströmt mich das Glück. Normalität. Es ist unfassbar. Jede erfahrene Krankenschwester hat mich entmutigt und mir gesagt, er wird niemals trinken können, weil es ihm zu anstrengend sein wird. Wir versuchen es trotzdem. Und es gelingt. Wenn das mal keine Lehre fürs Leben ist …

Ich liebe Rituale. Eines unserer Rituale, um Normalität einzuladen und ein Stück Heilung herbeizuführen, war ein Babyheilbad nach Brigitte Meissner, gemeinsam mit unserer Hebamme. Da ich immer und immer wieder getrauert habe um das Erlebnis der physiologischen Geburt, wurde uns dazu geraten. Im Teil B beschreibe ich dieses wunderbare Ritual, das ich als so unglaublich heilsam und wohltuend empfunden habe.

FRÖHLICHE WEIHNACHTEN – RUHIGE PHASEN NUTZEN

Leider bleibt es nur wenige Wochen ruhig in unserer neuen Welt. Schon bald hat unser kleiner Mann einen Leistenbruch und muss operiert werden. Eine neuerliche akute Situation stört unseren Versuch, ein normales Leben zu leben.

Nach dieser Operation gibt es jedoch tatsächlich eine stabile, ruhigere Phase. Ich kann sie leider nicht genießen, da ich zum einen noch so verstrickt in all das Erlebte bin und zum anderen so beschäftigt mit all den Therapien und Untersuchungen. Ich komme mir vor wie ein aufgeschrecktes Waldtier, ständig auf der Hut vor dem Jäger oder anderen Feinden.

Hinterher hab ich mich geärgert, dass ich diese Wochen nicht besser für mich genutzt habe. Ja, hinten nach. Das kennt man doch. Ich KONNTE sie einfach nicht genießen, diese Zeit. Auch das gilt es zu akzeptieren.

In diese ruhigen Wochen fällt Weihnachten. Sind wir normalerweise eine besuchsbereite, gastfreundliche Familie, so haben wir diesmal entschieden, ganz für uns sein zu wollen. Noch immer weine ich oft und viel, etwa wenn ich mein Kind beim Schlafen beobachte oder ihn vergnügt spielen sehe. Wir spüren gut, dass es noch viel Zeit für uns als Fünferpack braucht, bevor wir wieder in einen Alltag eintauchen können.

Die vielen Therapien zehren an mir. Sie sind ein enormer zeitlicher Aufwand einerseits. Andererseits konfrontieren sie mich immer wieder aufs Neue mit der Krankheit, dem Anderssein meines Kindes. Ich beginne zu erkennen, dass ich so etwas wie „Kränkung" spüre, eben diesmal kein gesundes Kind zu haben. Anfangs fällt es mir sehr schwer, Tipps oder Anregungen von all den Profis anzunehmen. Erst nach und nach lerne ich, „die Waffen niederzulegen". Erst mit der Zeit kann ich differenzieren, dass ein Tipp nicht bedeutet, dass all mein mütterliches Handeln falsch ist.

UND WIR DACHTEN, DAS WAR´S ...
DAS OSTERDRAMA TEIL EINS

Zu Ostern 2018, unsere Maus ist nun neun Monate alt, erleben wir einen herben Rückschlag. Ein schrilles, schmerzgepeinigtes Schreien meines Sohnes reißt mich aus dem Schlaf. Ich bin im Nu hellwach. Bis heute weiß ich nicht, warum ich es sofort wusste. Doch mein erster Impuls ist, „Er hat einen Darmverschluss". Wir handeln rasch.

Versorgen die großen Brüder und fahren rasch in die Kinderklinik. Der Robotermodus in mir ist wieder an. Ich fühle nicht. Ich funktioniere. Eine Autostunde liegt die Kinderklinik von uns entfernt. Dem Kleinen geht es nicht gut. Beim Krankenhaus angekommen laufe ich schon mit unserem Patienten im Arm ins Gebäude, während mein Mann noch einen Parkplatz suchen muss. Ich weiß instinktiv, dass es schnell gehen muss, dass ich mich nicht mehr brav wartend anstellen darf. Ich laufe in die Ambulanz und nutze den ersten Augenkontakt mit einer Schwester, um zu rufen: „Ich glaube, mein Sohn hat einen Darmverschluss." Ein Blick der erfahrenen Schwester auf mein Kind genügt und sie weist mich an, sofort nach hinten in ein bestimmtes Untersuchungszimmer zu laufen. Dort treffe ich auf eine Kinderchirurgin, die wir bereits gut kennen. Eines Nachts auf der Intensiv hat sie mit mir in der Milchküche mitgeweint. Ich war damals so grenzenlos verzweifelt. Es war so heilsam, dass sie so mitgefühlt hat. Heute sitzen wir uns beim Ultraschall gegenüber, trotz meiner Sorge spüre ich die Erleichterung und Freude, dass sie da ist. Wir sind in Sicherheit, hier wird alles gut. Sie sagt: „Der Kleine gehört sofort operiert, ich nehme mir danach Zeit, ihnen alles zu erklären, jetzt muss ich in den OP."

Etwa eine Stunde nach Betreten der Kinderklinik wird mein Baby operiert. Durch die Darmentzündung am Beginn seines Lebens haben sich Verwachsungen gebildet, die einen Darmverschluss gemacht haben.

Nach der Operation sagt uns die Ärztin, dass es sehr knapp war. Der Darm wäre vermutlich bald gerissen, was bedeutet hätte, dass unser Kind ein Stoma bekommen hätte, einen Darmausgang über die Bauchdecke.

Ich bin bestärkt. Mein Instinkt trügt mich offenbar nicht. Immer und immer wieder werde ich bestätigt in meinem mütterlichen Bauchgefühl. In mir wachsen Vertrauen und Zuversicht in mich selbst.

HÖRT ES NIEMALS AUF?

Doch nach dieser Operation beginnt eine schier wahnsinnige Zeit. Unser Kind erleidet im Rhythmus von drei bis fünf Wochen obstruktive Bronchitis. Also eine, bei der seine Sauerstoffversorgung nicht mehr gewährleistet ist. Somit müssen wir jedes Mal stationär ins Krankenhaus. Das heißt im Klartext, dass ab Ostern kein Monat vergeht ohne eine Woche im Krankenhaus. Es zermürbt mich langsam. In der Ecke unseres Schlafzimmers steht schon ein Notfallrucksack fürs Krankenhaus. Über Monate müssen wir inhalieren, in Akutphasen jede Stunde oder alle zwei Stunden und das Tag und Nacht. Wenn es unserem Kind besser geht, können die Inhalierphasen ausgedehnt werden, doch dauert es nie lange bis zur nächsten Niederlage. Das nächtliche Inhalieren setzt mir besonders zu. Ständig reißt mich ein Wecker aus dem Tiefschlaf. Nach dem Inhalieren bin ich so hellwach, dass ich nicht mehr einschlafen kann. Es kommt einer Folter gleich. Mehrere Monate hindurch kämpfen wir mit dieser immer und immer wiederkehrenden Situation. Oft verfällt uns unser Sohn dabei sehr rasch und wir müssen immer wieder mit der Rettung ins Krankenhaus fahren. Ich merke, wie mir langsam die Kraft ausgeht.

Da ich noch stille, muss stets ich auch mitaufgenommen werden. Hier kann mich mein Mann nicht entlasten und abstillen kommt zu dem Zeitpunkt für mich nicht in Frage. Ich möchte meinem Kind in dieser schweren Zeit die Muttermilch nicht entziehen.

Doch ich habe nicht nur dieses eine Kind. Da gibt es zwei Schulkinder, die Schularbeiten haben, Klassenarbeiten, Referate, wo sie Unterstützung bräuchten. Kinder, die vielleicht soziale Themen plagen, die ganz einfach auch ihre Mama brauchen würden. Mein Mann und meine Eltern versuchen, mich so gut wie möglich zu entlasten. Dennoch werde ich leerer und leerer. Ich bin müde. Doch es ist kein Ende in Sicht. Umso müder ich werde, umso schlechter kann ich für mich sorgen. Ich schaffe es nicht mehr, mich zum Ausgleich zu bewegen, wenigstens mal spazieren zu gehen. Meine Reserven werden bald aufgebraucht sein.

EIN REHA-VERSUCH, UM ABSTAND ZU GEWINNEN

Ein Lichtblick! Wir haben die glänzende Idee, als Familie gemeinsam auf Reha zu fahren. Wir freuen uns alle riesig und bereiten wochenlang alles vor. Vier Wochen Familie liegen vor uns. Familie – und sonst nichts. Eine herrliche Vorstellung. Der Ort, an dem die Kinderreha erbaut wurde, ist grün, grün und nochmal grün. Dazwischen unzählige Seen. Ein Schlaraffenland also.

So dachten wir uns das zumindest.

Doch bereits am zweiten Abend unserer Reha verschluckt sich unser kleiner Mann so heftig an einer Nektarine, dass er keine Luft mehr bekommt. Der Notarzt wird aktiviert und seine großen Brüder müssen wieder erleben, wie eine Schar an Sanitätern gelaufen kommt und es dabei wieder um ihren kleinen Bruder geht. Das Schicksal lässt uns also offenbar auch hier nicht aus.

Ab ins nächstgelegene Kinderkrankenhaus. Mehr als vier Stunden von daheim entfernt. Ich schlafe mit meinem Sohn eine Nacht auf der Intensivstation, während der Rest der Familie in der Reha bleibt. Schon wieder eine neue Intensivstation. Eigentlich ist es nicht erlaubt, im Intensivzimmer beim Kind zu bleiben, beziehungsweise dort mit dem Kind in einem Bett zu schlafen. Doch ich lasse mich nicht abschütteln und ein unglaublich liebevoller, ungarischer Pfleger (schon wieder ein Engel!) erlaubt mir schließlich, dazubleiben. Da das Röntgen unauffällig ist, dürfen wir gleich am nächsten Tag zurück zur Reha und wir sind vorerst sehr glücklich. Eine knappe

Woche genießen wir den Luxus, nicht kochen zu müssen, in klaren Seen zu baden, gemeinsam Rad zu fahren. Unser Sohn bekommt für ihn angepasste Therapien und die Welt scheint in Ordnung.

Sechs Tage nach dem Notfall mit der Nektarine bekommt unser Kind abermals Atemprobleme. Seine Sättigungswerte sind sehr schlecht und die diensthabenden Ärzte so verunsichert, dass sie wieder den Notarzt rufen. Ich bin knapp davor, aus der Haut zu fahren. Wieder fahren wir mit dem Rettungswagen in die Kinderklinik. In der Intensivstation hat derselbe Krankenpfleger Dienst. Das sind die Momente, wo ich trotz meiner Verzweiflung lachen muss. Nach einer kurzen Zeit auf der Intensivstation, wo unser Sohn wiederum sehr gut umsorgt wird, werden wir auf die Kinderstation verlegt. Es ist Sommer. In der Stadt hat es 38 Grad im Schatten. Die Normalstation ist im Unterschied zur Intensivstation nicht klimatisiert und abgesehen davon ist das Krankenzimmer viel zu klein für zwei Mütter mit zwei kranken Kindern.

Es gelingt mir nicht, in meine Mitte zu kommen. Ich bin hier nur irritiert. Wir befinden uns zwar im gleichen Land, dennoch herrschen völlig unterschiedlichen medizinische und pflegerische Standards. Das verunsichert mich. Ich bin misstrauisch und voll des Argwohns. Ich schlafe kaum. Ständig auf der Hut, dass etwas übersehen werden könnte.

Auch der Umgang des Pflegepersonals mit „Angehörigen" ist ein mir bisher unbekannter. Ich plage mich in der Kommunikation. Selbst schon ausgebrannt und müde fällt es mir umso schwerer, mich zu erklären. Die Hitze tut noch das ihre dazu. Ich will nach Hause. Ich will zumindest in die Kinderklinik, die wir kennen. Uns wird mitgeteilt, dass unser Sohn nicht transportfähig ist und es keine Chance gibt, uns zu überstellen. Während ich mit unserer Maus in dieser so ungesund wirkenden Umgebung schmore, sitzen meine beiden großen Söhne und mein Mann in der Reha fest und versuchen, das Beste daraus zu machen.

Die stationsführende Oberärztin ist mein täglicher Lichtblick. Ich mag sie. Ihre Stimme hat etwas Beruhigendes. Nach einigen Tagen voll der Missverständnisse und Kommunikationsschwierigkeiten bitte ich sie um ein Vieraugengespräch. Es tut so gut, ihr mein Herz auszuschütten. Ich erkläre ihr, wie es mir geht, was mich verunsichert und was mich irritiert.

Heute weiß ich, dass ich solche Gespräche viel früher führen muss. Klarheit ist so wichtig, wenn die Situation schon undurchsichtig ist, so müssen wenigstens wir für etwas „Reines" sorgen.

Gespräch mit dem Tod

Ich bin vollkommen übermüdet. Wie lange hab ich schon nicht mehr richtig geschlafen? Ich weiß es nicht mehr. Immer dann, wenn ich einschlafe, weckt mich eine Krankenschwester, da mein Kind inhalieren muss, es kommt einer Folter gleich. Es ist viel zu heiß. Die Umstände sind fragwürdig und ich ärgere mich viel. Ich spüre mein Herz in der Brust pochen, ich vertrage diese Hitze so schlecht. Mein Haar ist schweißnass und obwohl ich mehrmals täglich dusche, fühle ich mich ständig ungewaschen. Die Situation zehrt an mir. Am schlimmsten für mich ist, dass wir so weit von daheim weg sind. Ich sehne mich nach unserem vertrauten Krankenhaus. Dazu kommt der schlechte Gesundheitszustand meines Sohnes, diese Hitze, dieses schreckliche Bett und das ausgebrannte Personal.

Diese Nacht ist besonders lang. Ich wälze mich hin und her, immer darauf bedacht, mein Kind nur ja nicht zu wecken. Wir stillen viel, wenn er krank ist, das kostet mich zusätzlich Kraft. Manchmal weiß ich nicht, ob ich wach bin oder träume.

So geht es mir auch, als ich in dieser stickigen sauerstoffarmen Nacht jemanden in der Ecke stehen sehe. Er ist schwarz gekleidet und ich sehe nur Umrisse. Mein Herz beginnt schneller zu schlagen, mir fällt auf, wie trocken mein Mund ist, ich atme schwer. Der Tod steht in der Ecke unseres Zimmers. Meine Grundangst durchzudrehen kriecht in mir hoch. Soll ich der Schwester läuten? Was sage ich meinen Patienten, wenn sie mir so was erzählen? Ich würde sie fragen: „Haben Sie mit ihm gesprochen?" Stimmt. Ich könnte mit ihm reden. Er bewegt sich nicht. Ich werde panisch, wird er jetzt mein Kind holen? „Bitte lass mir mein Kind, ich bitte dich, lass mir meinen Buben!", flehe ich ihn an. Er schweigt lange und sagt dann ruhig, gelassen, ja fast gutmütig: „Bleibe ganz ruhig, ich schaue euch nur zu!"

Das versteht man nicht, oder? Auch ich verstehe es bis heute nicht vollständig. Doch ab diesem Gespräch war die Angst kleiner, überschaubarer, kontrollierbarer.

Nach über einer Woche werden wir nach Hause entlassen. Wir müssen zwar jeden Tag mit unserem kranken Kind ambulant zur Kontrolle, doch wir dürfen heim. Die Reha ist somit leider abgebrochen. Aus unserem Traum, vier Wochen Familienzeit zu haben, wurde ein Albtraum.

ICH KANN NICHT MEHR

Ein Albtraum, der meinen letzten Rest an Energie und Kraft verbraucht hat. Mein Akku ist nicht nur im roten Bereich, also leer. Er ist tot. Derzeit nicht befüllbar. Ich kann nicht mehr. Ich wache morgens auf, mein Körper ist zentnerschwer und ich möchte liegen bleiben. Am liebsten wäre es mir, mich gar nicht mehr spüren zu müssen. Ich erledige das Notwendigste, ziehe mich aber ansonsten zurück. Ich möchte keine Freundinnen treffen, ich möchte nichts gefragt werden, ich befinde mich im „Mühle zu"-Zustand.

Einige Wochen brauche ich, um mich körperlich auszuruhen, viel zu schlafen. Ich lege mich in dieser Zeit auch tagsüber mit meinem Sohn hin, was an sich überhaupt nicht meine Art ist. Ich spüre, dass es jetzt vorerst nichts zu tun gibt, außer zu ruhen.

Mein Mann übernimmt in diesen Wochen noch mehr als ohnehin schon. Wir nehmen uns die Freiheit heraus, uns ausschließlich um uns fünf zu kümmern.

Eine liebe Herzmama, die ich in diesen wenigen Tagen Reha kennen gelernt habe, rät mir zu einer Heilpraktikerin, die sie gut kennt. Ich bin sehr skeptisch und kann mir nicht vorstellen, dass Energetik und homöopathische Globuli helfen sollen, uns auf die Beine zu stellen. Doch in Ausnahmezuständen greift der Mensch nach jedem Strohhalm. In meiner totalen Erschöpfung rufe ich sie an. Meine erste Aktivität nach wochenlangem Ruhemodus. Nach dem Besuch bei ihr bin ich auch wieder bereit, meine Psychotherapeutin zu treffen und mit meiner Hebamme einen Termin zu vereinbaren, um an den neuerlichen Traumatisierungen zu arbeiten. Ich suche außerdem meinen TCM-Arzt auf, der mir einen kraftbringenden Tee verschreibt. All diese Maßnahmen greifen ineinander und ich spüre langsam, wie die Energie zurückkommt.

Positiv kommt hinzu, dass mein Sohn endlich wieder eine stabile Phase hat. Einige Monate ohne Rettungseinsatz verhelfen mir dazu, wieder zu Kräften zu kommen. Ich schreibe in dieser Zeit viel. Schreibend und malend verarbeite ich nach und nach. Eine Phase des Wundenleckens, einem verwundeten Tier gleich, spürbar, dass es lange dauern wird.

ENDLICH IST ALLES GUT?

Und noch immer warte ich, dass endlich alles gut wird. Ich habe die Aufgabe dieses Weges noch nicht verstanden. Unermüdlich hoffe ich von Notfall zu Notfall, dass wir nun ein normales Leben haben werden. Erkenntnisse über tiefgreifende Lebensveränderungen brauchen eben ihre Zeit. Dass es gut wird, heißt niemals, dass es wieder so wird wie früher. Wir haben uns verändert, „es" hat sich verändert und selbst wenn wir ab heute nie wieder einen Zwischenfall hätten. Es kann nicht mehr so werden, wie es war. Weil es eben … WAR.

UND WIEDER IST OSTERN …
OSTERDRAMA TEIL ZWEI

Ich wache nachts auf, weil mein Herz rast und mein Körper in Alarmbereitschaft ist. Offenbar weiß mein Körper etwas, das mein Denkhirn noch nicht erreicht hat. Ich komme zu mir. Mein Kind! Mein kleiner Spatz liegt neben mir und macht seltsame, sehr besorgniserregende Geräusche. Ich mache das Licht an. Was ist hier eigentlich los? Mein Hirn katapultiert mich in eine Welt ganz alter Erinnerungen zurück. Als junge Frau habe ich Menschen beim Sterben begleitet. Die Geräusche meines Kindes erinnern mich … ans Sterben. Verdammt. Was ist mit dir? Mein Baby liegt verkrümmt und ungewöhnlich verbogen neben mir, sein Körper zuckt rhythmisch, er hat Schaum vor dem Mund. Mein Baby krampft. Blitzschnell weicht meine Seele meinem Körper, wie immer, wenn wir im Ausnahmezustand sind. Das ermöglicht mir, in den Robotermodus zu wechseln. Offenbar hab ich ein genetisches Notfallprogramm. Es funktioniert perfekt. In Trance wähle ich 144. In den nächsten Minuten sagt mir die Dame der Notfallnummer Schritt für Schritt, was zu tun ist. Ich bin nackt und sollte mich anziehen, die Sanitäter kommen, ich soll mein Kind nicht aus den Augen lassen. Wie soll das gehen? Ich stelle diese Frage allen Ernstes. Sie leitet mich an, Stück für Stück. Mehr als zehn Minuten krampft mein Kind. Die Sanitäter kommen und wir rasen ins Krankenhaus. Mein Denken setzt langsam und einseitig wieder ein, als sich Schweißperlen den Weg auf meinem Hals suchen. Wieder bin ich patschnass, ich rieche nach Todesangst. Mein Shirt klebt an mir, ich bin vollkommen nass geschwitzt. Als wir im Krankenhaus ankommen, schlafen alle. Niemand steht bereit, mich und mein Kind zu empfangen. Ich beginne zu schreien und meine Panik ist nicht mehr zu drosseln. Die sehr jungen und unerfahrenen Sanitäter haben verabsäumt, im Krankenhaus anzurufen und uns anzukündigen. Stattdessen haben sie eine Mail geschickt, ohne zu bedenken, dass schlafende oder zumindest rastende Krankenschwestern selten Mails checken. Selbst wenn sie nicht geschlafen hätten … wer schaut schon nachts ständig in den Posteingang. Ich denke, der Fehler wird den Sanitätern nie wieder passieren.

Binnen weniger Minuten ist die Ärztin da. Mein Kind ist hausbekannt, daher ist auch die Oberärztin rasch zur Stelle. Langsam fühle ich mich wieder in Sicherheit.

Mein kleiner Mann wird durchuntersucht und es ist vorerst nicht klar, ob es ein Fieberkrampf oder ein epileptischer Anfall war. Mein Kind wirkt angeschlagen, jedoch so weit fit, dass wir nach drei Tagen wieder nach Hause gehen.

Das Aufatmen währt nur kurz. Wenig später stellen sich merkwürdige Atemgeräusche ein, die Sättigungswerte meines Kindes verschlechtern sich rapide und es wird rasch klar, dass wir wieder zurück ins Krankenhaus müssen.

Niemand denkt zu diesem Zeitpunkt daran, dass er eine Influenza A haben könnte, obwohl beinahe das ganze Land mit Influenza niedergestreckt im Bett liegt. Wir nicht, die Experten nicht. Durch den Beginn mit einem Krampfanfall denken alle in eine neurologische Richtung. Bei unserer neuerlichen Aufnahme wird ein Abstrich gemacht. Unser Kleiner hat Influenza. Somit kommen wir in Quarantäne und es ist für das Personal extrem anstrengend, zu uns zu kommen, da sie sich jedes Mal Schutzkleidung anziehen müssen. Entsprechend selten bekommen wir Besuch vom Personal. Mein Kind hängt am Sauerstoff und in unserer dritten Nacht habe ich kurzfristig den Eindruck, dass seine Sättigungswerte trotz Sauerstoffgabe abfallen. Tief in mir spüre ich eine ganz schwarze Vorahnung, die ich wie eine lästige Fliege wegwische.

In dieser Nacht entstehen folgende Haikus: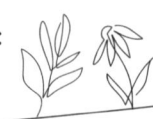

HAIKU an das Schicksal, 14. März 2019

So wie ein Reh
aufgescheucht in Panik
ohne einen Plan.
Irre ich umher.
Was suche ich eigentlich?
Frage ich mich.
In meinem Kopf
schwirren all die Gedanken.
Wie soll das gehen.
Ich habe Angst.
Habe große Zukunftsangst.
Meine Verzweiflung.
Flüchten gilt nicht.
Ich will eh gar nicht flüchten.
Bräuchte bloß Pause.
Pause gibt es nicht.
Donnert das Schicksal mir her,
musst geduldig sein.
Leck mich doch am Arsch!
Donnere ich laut zurück.
Doch es hört nicht zu.
Dann Stille um mich.
Jetzt schweigt es und ist böse.
Zurückgelassen.
Sauerstoff blubbert.
Ich bin bei dir mein Goldkind.
Nur das zählt.

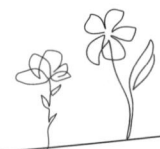

In den Morgenstunden bestätigt sich meine düstere Vorahnung. Mein kleiner Schatz rotiert im Bett voll Panik und Atemnot, trotz Sauerstoff scheint er keine Luft zu kriegen, er wird blau im Gesicht und seine Rippen erinnern mich an die Kiemen eines Fisches an Land. Ich läute sofort dem Pflegepersonal. Die Schwester erkennt den Ernst der Lage nicht und sagt: „Wir haben Dienstübergabe." Glücklicherweise weiß ich bereits, wie ich mich verhalten muss, um ernst genommen zu werden. Ich plärre in die Sprechanlage: „Und wir haben keine Luft, kommen Sie. Schnell."

Eine Assistenzärztin betritt unser Zimmer. Auch ihr ist nicht klar, was ich längst auf uns zukommen sehe. Mir ist binnen weniger Augenblicke klar, dass wir in diesem Krankenhaus ab sofort nicht mehr optimal versorgt werden können und wir ganz bestimmt akut verlegt werden müssen. Der Oberarzt (wir kennen einander bereits gut durch unsere lange Vorgeschichte) stürmt herein und bestätigt genau das.

Unser Kind wird sediert und an eine Maschine gehängt, die ihm besser hilft, Sauerstoff in sich aufzunehmen als die einfachen Sauerstoffmasken. Während das alles passiert, telefoniert der Oberarzt unentwegt alle Intensivstationen in der Umgebung durch. Und erhält eine Absage um die andere. Influenzawelle in Österreich. Alle Kinderintensivstationen sind voll. Mein Hirn kribbelt, meine Lippen werden taub, mein Magen brennt. Muss mein Kind sterben, weil alle Betten belegt sind?

Endlich eine Zusage. Mehr als 200 km weit weg von zu Hause bekommt mein Sohn einen Intensivplatz. Das nächste Problem tut sich auf. Der Hubschrauber weigert sich, uns mitzunehmen. Vorerst wird uns gesagt, weil Influenza ansteckend ist. Später erklärt uns der Oberarzt in der Intensivstation, dass bestimmt bereits absehbar war, dass das schwerkranke Kind in den künstlichen Tiefschlaf versetzt werden muss und im Hubschrauber sei kein Platz für Intubationen.

In Windeseile schreibe ich meinem Mann: „Bitte komm, er verschlechtert sich." Er kommt gerade noch rechtzeitig, als auch der Notarztwagen schon bereitsteht. Wir sollen nun also mehr als mehr als 200 Kilometer mit dem Notarztauto zur Intensivstation fahren. Ich rotiere vor Angst um mein Kind. Ich fühle mich ausgeliefert und ohnmächtig. In mir ist so viel Zorn, doch ist dies gerade ein sehr schlechter Zeitpunkt, um zu diskutieren.

Der Notarzt und die Sanitäter betreten das Überwachungszimmer, in dem wir mittlerweile liegen. Der Sanitäter und ich schauen uns an und lachen. Wir kennen uns bereits. Er hat mich schon einmal auf einer Blaulichtfahrt in die Kinderklinik begleitet. Ihn hab ich mir gemerkt, weil er mein Kind behandelt hat, als wäre es sein eigenes. In Ausnahmesituationen begegnen einem auch so viele Engel. Er ist einer davon.

„Jetzt wird alles gut", sag ich und er lächelt. Und los geht die Fahrt in eine völlig unbekannte Kinderklinik, eine halbe Ewigkeit von meinen zwei großen Kindern weg. Noch weiß ich nicht, dass ich in den kommenden sechs Tagen 1800 km mit dem Auto fahren werde, um auch meine beiden anderen Söhne optimal zu versorgen. Meine Eltern, die bei Notfällen normalerweise die Großen versorgen, liegen beide mit Influenza im Bett und fallen somit aus. Das erschwert unsere Lage zusätzlich.

In der fremden Kinderklinik wird rasch klar, dass unser Kleiner tatsächlich intubiert werden muss. Für eine Woche wird er in den künstlichen Tiefschlaf versetzt. Viele Erinnerungen an die ersten Lebenswochen kommen hoch und meine Psyche fährt wieder Achterbahn. Das Gute am Schlechten – wir sind hier nicht lange fremd. Unsere Maus wird versorgt wie ein kleiner Gott. Wir erleben abermals eine perfekte Betreuung und schwelgen in Dankbarkeit darüber. Und darüber, dass unser Kind am Leben ist und gerettet werden konnte.

Einer der Oberärzte beeindruckt mich schwer und nachhaltig mit seinem Auftreten, seinen Ansichten und Aussagen. Ich kann mich an dem, was er sagt und wie er auf mich wirkt, orientieren und er gibt mir in diesen Tagen unglaublich viel Sicherheit. Wieder so ein Engel, bei dem Menschlichkeit und Professionalität sich die Hand geben. Es gibt für mich als Mutter nichts Beruhigenderes, als Menschen wie ihn zu treffen.

Am Intensivbett schreibe ich folgende Worte für mein Kind:

Mama

Blaue Hände, Masken, Raschelschürzen,
die sich täglich auf dich stürzen.
Gummi greift in dein Gesicht,
Gummi eignet sich zum Kuscheln nicht.
„Mama, wo bist du?"
Monitore flackern, Perfusoren rattern,
Alarme pfeifen, Schläuche, Gurte nach dir greifen.
„Ich bin müde, Mama!"
Eine Beatmungsmaschine, die im Rhythmus klackt,
du liegst hier, splitterfasernackt.
Andere tragen bunte, süße Sachen,
du hast einen Schlauch im Rachen.
„Mama, es tut weh!"
Unsre Welt hat sich aufgehört zu drehen,
wirst du bleiben oder gehen?
Um uns rennen alle weiter, ihren Zielen hinterdrein.
Kann DAS der Sinn des Lebens sein?
„Mama, halt mich!"
Fensterlose Quarantäne, steriles Zimmer, Neonröhren.
Ich würd so gerne deine Stimme hören.

„Mama, ich will kuscheln!"
Dein Leiden hilflos anzuschauen ist unsagbare Qual,
Ohnmacht, und doch hab ich keine Wahl.
Ich bin hier und ich bleib es auch,
du bist mein Kind. Ich lieb dich doch.
Ich glaub an dich und an ein Morgen, an das Leben, einen Sinn.
Weil ich deine Mama bin.

Mehr als zwei Wochen verbringen wir hier. Ich merke deutlich, wie viel an Selbstfürsorge ich schon lernen durfte. Ich mache es mir zur Aufgabe, hier täglich zu staunen. Der Frühling zieht ins Land. Vor der Klinik steht ein riesengroßer Zierkirschenbaum, der so wunderschön rosa blüht, dass man denken könnte, er sei gemalt. Ihn besuche ich täglich. Ich nehme Kontakt zu diesem Baum auf, er wird mein Freund in diesen Tagen.

Ich esse täglich und regelmäßig und versuche so wenig Junkfood wie möglich zu mir zu nehmen. Ich bin stolz darauf, mein Notfallprogramm bereits gesünder leben zu können.

Mit folgendem Märchen drücken wir beim Abschied der Kinderklinik unsere Dankbarkeit aus.

WIE GESCHIEHT HEILUNG?

Ein Märchen aus einer anderen Welt von
Michaela Prieler für eine Kinderintensivstation,
März 2019

Es war einmal eine Handvoll Seelen, die traf sich wöchentlich am Stammtisch, um verschiedene Dinge zu diskutieren und letzten Endes weiser zu werden.

Einmal kam es zu einer hitzigen Diskussion, denn eine Seele eröffnete den nachmittäglichen Kreis mit der Frage „Wie geschieht eigentlich Heilung?". Da sagte eine Seele ganz bestimmt und überzeugt: „Das ist doch klar, man geht ins Krankenhaus, dort sind ÄrztInnen mit bester Ausbildung, sie wenden ihr Wissen an und Heilung geschieht!"

„Oh nein!", wusste es da eine zweite Seele besser. „Ohne die professionelle Pflege könnte niemand heilen. Pflegepersonal wäscht und pflegt Menschen, macht Verbände und noch so vieles mehr ... so geschieht Heilung."

„Pah", spottete eine weitere Seele. „Das Reinigungspersonal sorgt für Sauberkeit und Keimreduktion, nur so kann Heilung geschehen!"

Und so keppelten die Seelen wild durcheinander, von Weisheit keine Spur, und jede für sich war davon überzeugt, recht zu haben.

So trug es sich an jenem Nachmittag zu, dass ein kleiner Junge das Lokal betrat. Manchmal kommt es vor, dass Seelen, ganz besondere Seelen, zwar gerade in menschlichen Körpern leben, aber trotzdem ins Lokal der Seelentreffen finden. Ob das ein Zufall ist? Das weiß man nicht.

Der kleine Junge, er hieß Theo, setzte sich an den Tisch zu den Seelen und fragte, was denn so aufregend sei. Nachdem die Seelen ihr Thema erklärten, saß der Junge still da. Er lächelte weise und seine dunkelblauen Augen wirkten sehr nachdenklich.

Nach einer Weile sprach er:

„Ihr habt alle recht, meine Lieben, lasst das Streiten. Und ihr habt auch alle nur zum Teil recht. Weil Heilung IMMER noch was dazu braucht.

Heilung geschieht, meine Lieben, wenn eine Putzfrau im Krankenhaus den Blick erhebt und dadurch sieht, dass es meiner Mama nicht gut geht, und dann bringt sie ihr ein Glas Wasser. Heilung geschieht, wenn ich im Tiefschlaf achtsam angesprochen und berührt werde, ich meinen Namen höre und getröstet werde. Und Heilung passiert auch, wenn mich der Sanitäter im Notfall trägt und versorgt, als wäre ich sein eigenes Kind.

Heilung geschieht ein Stück weit immer dann, wenn Patienten und Angehörige ernst genommen und gehört werden. Heilung geschieht, wenn der Arzt meiner Mutter die Hand auf die Schulter legt, um sie zu beruhigen, oder das Personal beim Schweigen hilft.

Heilung, ihr Lieben, geschieht immer dann, wenn Menschen einander als Menschen begegnen. Anders wird sie niemals GANZ sein."

Als wir von dieser Kinderklinik nach Hause kommen, hat unser Kind motorisch einen großen Rückschritt erlitten. Er kann kaum sitzen und auch alle bereits erlernten Worte sind weg. Doch dies ermüdet und entmutigt uns nicht. Wir sind einfach nur glücklich, unseren Goldschatz noch bei uns zu haben. Wir wurden auf unserem Weitwanderweg etliche Kilometer zurückgeworfen. Wir werden ihn in Ruhe und Schritt für Schritt wieder gehen. Gemeinsam. Geduldig. In Liebe.

LINZERTORTE-EISBECHER ...
VIER MONATE SPÄTER

Es ist Hochsommer 2019. Wir sitzen zu dritt im Café am Markt im schützenden Schatten. Wir waren gerade einige Tage im Krankenhaus, da unser Kind eine kleine, geplante Operation hatte. Heute wurden wir entlassen. Es ist unglaublich heiß. Der Markt riecht nach frischem Obst und Gemüse. Ich sehe in der Entfernung Unmengen von Marillen an einem Stand. Sie erinnern mich an die lange Intensivzeit 2017. Marillen waren damals mein Seelenheil.

Heute hab ich meinen unverzichtbaren Kaffee vor mir. Mein Mann den Linzertorte-Eisbecher, auf den er schon so neugierig war. Unser Lauser stibitzt ihm gerade wie immer die Waffel aus dem Schlagobers. Ich streife meinem Kind sanft mit den Fingern über seine zarte Wange und mich durchströmt eine Glückswelle. Ich kann es im ganzen Körper spüren und Rührung macht mir feuchte Augen. Es ist einer dieser Momente, in denen alles gut ist. Es gibt eben auch diese Zeiten. Zeiten für uns. Linzertorte-Eisbecher-Zeiten. Und mittlerweile sind wir Experten darin, solche Minuten für uns zu nutzen und auszukosten.

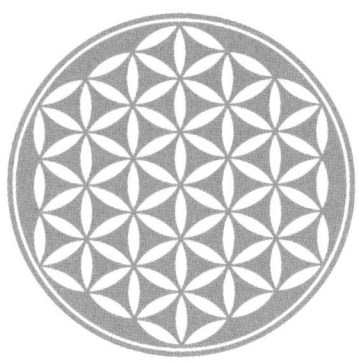

"

Krisen bringen ein
Mobile ins Wanken, man-
che Figuren verheddern
sich ineinander, manche
fallen vom Mobile. Doch
an das instabile Mobile
werden schließlich neue
Figuren geknüpft, so dass
es bald wieder ausgegli-
chen baumeln wird.

"

TEIL B – IMPULSE ZUR SELBSTHILFE

Nun sind wir beim praktischen Teil angelangt. Du erfährst hier, was mir besonders gut geholfen hat, und immer wieder untermauere ich meine persönlichen Erfahrungen auch mit psychologischem Fachwissen.

Mein Vorschlag, wie du damit umgehen kannst: Sieh es wie Running Sushi. Es wird dir eine Vielfalt geboten und du entscheidest für dich, worauf du Lust hast, was zu dir passt und was dich am besten nährt. Ich lade dich ein, vieles davon auszuprobieren, zu experimentieren, weil du nur über die Erfahrung ins Spüren kommst.

PSYCHOTHERAPEUTISCHE BEGLEITUNG, JA ODER NEIN

Die Antwort auf diese Frage wird davon abhängen, wie sehr es dir möglich ist, in Ausnahmesituationen für dich selbst zu sorgen. Etwa, dich zu beruhigen und zu erden. Weiters finde ich wesentlich, ob hilfreiche Gesprächspartner zur Verfügung stehen, die Stabilität vermitteln können. Außerdem finde ich wichtig, wie die Versorgung insgesamt aussieht in Form einer Hebamme, vielleicht einer Sozialarbeiterin im Vorfeld oder andere Formen der Begleitung.

Ich selbst hatte sowohl eine Hebamme mit Traumatherapieausbildung als auch eine hervorragende psychotherapeutische Begleitung. Schon in der Schwangerschaft konnte ich viel für mich in den Therapiesitzungen ordnen, Methoden der Selbstberuhigung erlernen, etwa im Fall von Panikattacken, die ich ja in der Schwangerschaft nachts hatte. Für mich war auch hilfreich, darauf zu schauen, welche alten Muster in meiner Krise bedient werden. Anfangs reagierte ich ja auf jeden neuen Experten mit Abwehr und Widerstand. Es war hilfreich für mich, diesen Schutzmechanismus zu hinterfragen und aufzulösen. Erst dann war es für mich möglich, die Haltung anzunehmen, die mich so getragen hat: „Ich bin zur richtigen Zeit am richtigen Ort mit den richtigen Menschen."

Ich gönne euch eine optimale Begleitung, damit euer gesamtes Familiensystem gesund und gut durch diese Krise kommt.

DAS EWIGE KREISEN UM EIN WARUM

„Hat der Mensch ein Warum,
erträgt er jedes Wie."

– C. G. Jung

Einem Kreisverkehr gleich schnellen die Gedanken um dieses Warum. Warum ich, warum wir, warum jetzt, warum mein Kind …

Eine Antwort wird dir das Leben darauf höchstwahrscheinlich nicht geben. Ich habe bei mir und anderen Müttern zwei Varianten beobachtet. Zum einen ein ewiges, zermürbendes, haderndes Kreisen ohne einen Punkt. Zum anderen subjektive Erklärungsversuche und Erklärungsmodelle.

Wenn du gerade im ewigen Kreisen bist, möchte ich dich einladen, dir deine Warum aufzuschreiben. Formuliere sie dann um von der Frage in eine Feststellung. „Warum hat es gerade mein Kind erwischt?" habe ich für mich umformuliert in „Schade, dass es gerade mein Kind erwischt hat!" Das kann dir etwa bei Schlaflosigkeit zur Ruhe verhelfen. Dein Gehirn kann nicht ruhen, solange du um die Frage kreist. Doch in dem Moment, wo aus der Frage eine Feststellung mit einem Punkt am Ende wird, kann es Frieden finden. Probiere es aus.

Wenn du dir für dich Erklärungen und subjektive Modelle zurechtlegst, so möchte ich dich von Herzen bitten, dies wertfrei und in Selbstliebe zu tun. Allzu oft erlebe ich Frauen, die mit sich, ihrem Alter, den Genen oder anderen Unveränderbarkeiten hadern. Lass das. Ich meine es ernst. Es schadet dir nur, deiner Ehe und letztendlich bringt es niemandem etwas. Worin soll der Benefit von Schuldzuweisungen liegen? Es ist, wie es ist. Und es ist nicht zu ändern. Ob mit oder ohne Schuldigen. Dass wir das versuchen, liegt in der Natur unseres Gehirns. Wir halten Ungewissheiten nicht gut aus und suchen krampfhaft nach Erklärungen. John Rolland schreibt im Buch „Resilienz, gedeihen trotz widriger Umstände": „Die Antworten der Betroffenen bestehen meist aus einer Mischung aus medizinischen Informationen, persönlichen Zuschreibungen und Familienmythen."

Überprüfe für dich deine Zuschreibungen. Oft sind wir religiös und kulturell geprägter als wir ahnen. Schau mutig hin! Aus meiner Sicht sollen sie hilfreich und wertvoll sein anstatt vernichtend und schuldzuweisend. Es ist heilsam, im eigenen Leid einen Vorteil zu sehen. Das gelingt uns vermutlich nicht immer gleich. Aber eben zu seiner Zeit. Es ist hinreichend nachgewiesen, dass die Art der Gedanken über Erlebtes maßgeblich unsere Gefühlswelt beeinflusst. Es zahlt sich also aus, eine liebevolle Attribution zu wählen.

Und die hilfreichen Antworten kommen. Zwar nicht so und daher, wie und woher du sie vermutest, aber sie kommen. Davon bin ich überzeugt.

ATME

Atmen ist ein Wundermittel, das in unserer Kultur meiner Meinung nach zu wenig Beachtung findet. Mithilfe deines Atems kannst du dich hervorragend selbst beruhigen, Kontakt zur Erde herstellen, Selbstfürsorge leben.

Wenn dich die Kummergeister nicht schlafen lassen, so wie sie das mit mir monatelang gemacht haben, so atme lang und tief. Zähle beim Einatmen bis fünf und beim Ausatmen bis acht. Lege zusätzlich eine flache Hand auf dein Herzzentrum und die zweite auf deinen Bauch. Atme. Möglicherweise hilft dir ein kurzer Satz, ein Gedanke, den du immer und immer wieder denkst oder leise vor dich hinsprichst (Mantra). Es soll ein vertrauensvoller, positiver Satz sein.

Hattest du im Zuge deiner Geschichte schon Panikattacken? Ich schon. Ich habe gelernt, sie zu stoppen, bevor sie die Führung übernehmen. Ich hatte sie ausschließlich nachts, da ich mich tagsüber hervorragend ablenken konnte mit meinem Leben. Wenn ich gespürt habe, dass die Atemnot kommt, bin ich aufgestanden und auf meinen kleinen Balkon gegangen. Ich habe bewusst lange ausgeatmet, das kannst du noch unterstützen, indem du beim Ausatmen prustest wie ein Pferd. Ja, da kommt man sich etwas irre vor. Macht nichts, dann musst du vielleicht lachen und kommst auf andere Gedanken. Der Panikattacke wirkt auch entgegen, wenn du dich bewusst auf das Außen konzentrierst, nachts die Sterne am Himmel, etwas an der Wand zählen, Farben benennen.

Weiters hilft es, sich abzuklopfen, ich habe mich gern ausgeschüttelt. Eine Mutter, die ich kennengelernt habe auf der Intensivstation, hat mir erzählt, sie hat sich fest abgestreift. Sie hat sich dabei vorgestellt, sie würde einen Taucheranzug ausziehen, der sie einengt und ihr die Luft nimmt.

ACHTSAMKEIT: DA, WO DU BIST, SEI GANZ

Ich saß in der Praxis meiner lieben Psychotherapeutin. Es war einer dieser Tage 2017, an denen die dunklen Wolken besonders düster über mir waberten. Einer Bedrohung gleich.

Immer wieder erstickten meine Worte in den Tränen, die gerade besonders intensiv flossen.

Ich erzählte von meiner Zerrissenheit zwischen den drei Kindern, davon, dass ich den Herzschmerz tatsächlich körperlich spüren konnte, und davon, dass ich immer wieder merkte, dass mich meine Mutterliebe auseinanderriss. Ich wusste, dass ich nicht überall sein konnte. Natürlich WUSSTE ich das. Dennoch fiel es mir schwer, das zu akzeptieren. In ihrer klaren, aber doch so sanften Art führte meine Begleiterin mich in die Achtsamkeit und in das Thema Vertrauen. Wie immer hatte ich eines meiner Kritzelbücher mit dabei und schrieb am Ende der Stunde rein: „Da wo ich bin, bin ich ganz und dies in dem Vertrauen, dass das jeweils abwesende Kind gut versorgt ist."

Anfangs musste ich es üben. Nach und nach gelang es mir, wie vieles andere auch, immer besser. Wenn ich am Intensivbett meines Babys saß, war ich da. Ich wusste und vertraute darauf, dass meine beiden großen Jungs bei Papa oder Oma gut aufgehoben waren. Andersrum war es ebenso. Die Intensivschwestern haben mir bewiesen, dass sie mich tatsächlich anrufen, sollte bei meinem Sohn etwas Unerwartetes geschehen. Ansonsten war er gut betreut. Darauf konnte ich bauen.

Dieses Achtsamkeitstraining sollte für mich noch sehr wertvoll werden in all diesen Monaten. Nach und nach baute ich auch noch andere Achtsamkeitsübungen in meinen Alltag ein, wie nachher näher beschrieben ist.

UNSERE TÄGLICHE FANTASIEREISE ZUM UNGEBORENEN

Für meinen ersten Sohn bekam ich vor fast 14 Jahren diese Fantasiereise von Judith geschenkt. Bei allen drei Schwangerschaften habe ich sie geliebt. Und in dieser so besonderen Situation empfand ich sie zusätzlich als unglaublich heilsam und wohltuend.

Mache es dir bequem, im besten Fall liest dein Mann oder deine Freundin dir die Fantasiereise vor, dann kannst du es dir richtig gemütlich machen und die Augen schließen. Du kannst dir die Reise aber auch aufnehmen und abspielen.

Leg dich so hin, dass du es maximal bequem hast, oft ist dies die Seitenlage, vielleicht mit einem Kissen zwischen den Beinen. Trinke noch ein Glas Wasser vor der Reise, vielleicht hast du Lust auf Räucherwerk und einen abgedunkelten Raum.

Atme tief in deinen bewohnten Bauch und komme mit jedem Atemzug mehr und mehr bei dir selbst und im Moment an. Denke dir dreimal den Satz „Ich habe jetzt nichts zu tun, nur da zu sein!" Sollten noch Gedanken und Empfindungen auftauchen, so schicke sie weg, sie sollen wie Vögel über deinen Kopf hinwegziehen. Lege eine oder beide Hände flach auf deinen Bauch. Und nun begib dich auf die Reise zu deinem ungeborenen Kind.

Stell dir vor, wie du der geschützten und geborgenen Höhle deines Kindes näher und näher kommst, bis du schließlich vor dem Eingangstor stehst ... klopfe an und frage dein Kind, ob du eintreten darfst. Wenn du willkommen geheißen bist, so betritt den heiligen Raum deines Körpers, der ganz in warmem Orange strahlt und besuche dein Kind. Wie liegt es in deiner geborgenen Höhle ... wie sieht es aus ... wie geht es deinem Baby ... betrachte die Fingerchen und Zehen deines Ungeborenen ... schau ihm ins Gesicht ... vielleicht ist es erlaubt, dein Baby auch schon zu streicheln ... sag deinem

Kind, dass du dich schon auf die gemeinsame Zeit freust … und vielleicht magst du deinem Baby auch noch etwas anderes erzählen … hat dein Baby eine Botschaft für dich … bleib noch eine Weile und genieß die Nähe zu deinem Kind … und dann ist es Zeit, wieder zu gehen, es in Ruhe schlafen zu lassen, damit es wachsen und gedeihen kann. Verabschiede dich von deinem Baby … berühre es nochmal … und verlasse dann die heilige Höhle wieder … du gehst deinen Weg zurück … und kommst schließlich wieder in dem Raum an, in dem du es dir gemütlich gemacht hat. Atme tief, strecke dich, bewege deine Finger und Zehen, öffne deine Augen. Falls etwas an der Reise besonders schön war, ist jetzt eine gute Gelegenheit, es in dein Kritzelheft zu schreiben.

„WIR WISSEN UM EURE NOT" – SPIRITUELLE GEBURTSBEGLEITUNG

Eine der schönsten Erinnerungen in dieser letzten Schwangerschaft. Meine Hebamme hatte die hervorragende Idee, mit uns ein spirituelles Lebensrad zur Geburtsvorbereitung zu machen. Wir räumten eines unserer Zimmer ganz frei, um genügend Platz zu haben, und sie legt uns am Boden ein riesiges Lebensrad auf. Es wurde geschmückt mit einer bunten, blühenden Vielfalt aus ihrem Garten. Es sah so feierlich aus! Ein richtiges Freudenfest. Mit ihrer selbst gebauten Trommel luden wir hilfreiche Begleiter, Spirits und Krafttiere ein. Es war die Aufgabe von mir und meinem Mann, immer wieder um diesen Lebenskreis Hand in Hand zu wandern und dann in den jeweiligen Feldern Platz zu nehmen.

Ziel des Lebensrades war es, Begleiter für uns zu finden und vielleicht eine Botschaft zu erhalten für unseren weiteren Weg.

Im Laufe des Abends gesellten sich Krafttiere, hilfreiche Spirits und unsere Ahninnen und Ahnen zu uns. Unsere Hebamme versäumte es dabei nicht, auch unsere eigenen Ressourcen einzuladen. Es war ein wundervolles Tun.

Am Ende hatte ich an meiner Seite ein hilfreiches Eichkätzchen und die göttliche Botschaft „Wir wissen um eure Not, wir sind immer bei euch" in meinem Herzen. Wie von selbst tauchte außerdem das Bild in mir auf, wie ich mein Kind gebären werde und meine Großmutter mir dabei das Becken hält und meine Stirn küsst. Dieses Bild hat mich so tief berührt, es hat mich nicht nur zur Geburt begleitet, sondern auch davor und danach. Immer wieder stellte ich mir vor, dass Oma bei mir ist und außerdem alle meine Ahninnen unterstützend hinter mir stehen und uns beistehen.

Auch später, am Intensivbett meines kleinen Mannes, hab ich mir oft vorgestellt, wie ich nun meine Ahninnen bitte, auf ihn aufzupassen, wenn ich weggehen musste. Eine meiner Freundinnen hat mich zudem auf die Idee gebracht, mir immer wieder vorzustellen, wie wir unser Baby in ein Bett aus Ringelblumen, Johanniskraut und Kamille legen, damit die Kräuter ihre heilende Wirkung tun können. Auch dieses Bild hat mir sehr geholfen.

HILFREICHE VERBINDUNGEN EINGEHEN

Der Kontakt zu deinem Kind

Durch den Satz meiner Hebamme, dass ich die Einzige sei, die tatsächlich mit dem Baby in Verbindung ist, hab ich irgendwann damit begonnen, mir vorzustellen, dass mein Herz und das Herz des Kindes mit einem rosa Faden verbunden sind. Wenn ich Kontakt mit dem Baby wollte, ihm sagen wollte, dass ich es liebe und an unsere Zukunft glaube, hab ich ganz fest an unseren rosa Faden gedacht. Erst viele Monate später las ich bei Brigitte Meissner und Thomas Harms von genau diesem Faden und musste gleichzeitig lachen und staunen, weil ich ganz ohne Literatur auf die Idee gekommen war, eben „aus dem Bauch heraus".

Besonders in der Zeit, wo mir unentwegt gesagt wurde, mein Kind sei zu schwach, zu klein, zu dünn, zu irgendwas, hab ich mir vorgestellt, wie ich mein Baby über die Nabelschnur nähre, ihn versorge. Wenn du dich darauf konzentrierst, atmest du ganz automatisch tiefer zu deinem Kind, in dein Kind. Ich habe mir das vorgestellt wie eine Art Rohrpost (in meinem ersten Job gab es tatsächlich eine Rohrpost und unser Faxgerät hatte noch eine Wählscheibe). Ich bin in die Vorstellung gegangen, wie Sauerstoff und Nährstoffe, meine Liebe und Hoffnung über den Mutterkuchen durch die Nabelschnur mein Kind erreichen. Offensichtlich ist mir das gelungen.

Der Kontakt mit dir selber, Reise nach innen

Schon vor meiner Schwangerschaft war Kundalini-Yoga ein Bestandteil meines Lebens. In dieser Schwangerschaft hat es sehr an Wichtigkeit zugenommen. Ich habe mich regelmäßig mit einer sanften Übungsreihe oder einer Bewegungsmeditation geerdet. Ich finde Yoga auch hilfreich, um gut in Kontakt mit sich und dem Kind zu bleiben, trotz aller Wirren im Umfeld.

Ich möchte dir hier ein paar dieser sanften Übungen vorstellen, die ich schwanger gern gemacht habe. Falls du nicht sicher bist, ob sie für dich geeignet sind, frage bitte deine Ärztin danach. Diese Übungsreihe habe ich für mich zusammengestellt, eine ähnliche Reihe findest du in „Schwangerschaft und Geburt ganzheitlich erleben" von Deepak Chopra.

Vorbereitung: *Unter Idealbedingungen hast du eine volle Stunde Ungestörtheit vor dir. Schalte dein Handy ab und sorge auch sonst für Ruhe. Wenn du das magst, zünde eine Kerze an und vielleicht angenehmes Räucherwerk, suche dir passende Musik. Trinke ausreichend Wasser oder Tee vor und nach der Übungsreihe. Jede Übung machst du für 2 bis 3 Minuten.*

DIE ÜBUNGEN

Schmetterling

Mit gerader Wirbelsäule legst du deine
Fußsohlen aufeinander, umfasst mit deinen
Händen deine Füße und wippst in deinem
Tempo die Knie auf und ab.
Dauer 2 Minuten

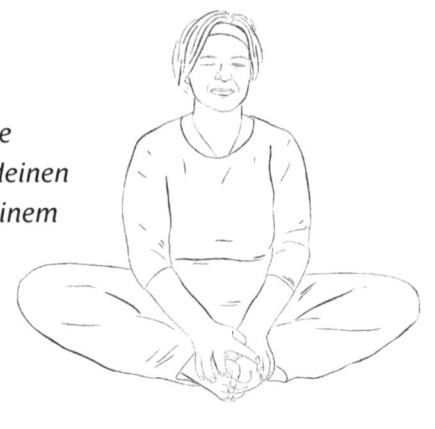

Sufikreise

Sitze im Schneidersitz und mache mit deinem Oberkörper Kreise um deine eigene Achse, die Wirbelsäule; in der Halbzeit wechsle die Richtung.

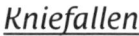

Kniefallen

Du liegst in Rückenlage, die Beine aufgestellt. Lass deine Beine
sanft nach links fallen, dann stell sie wieder auf und lasse sie auf
die andere Seite fallen.

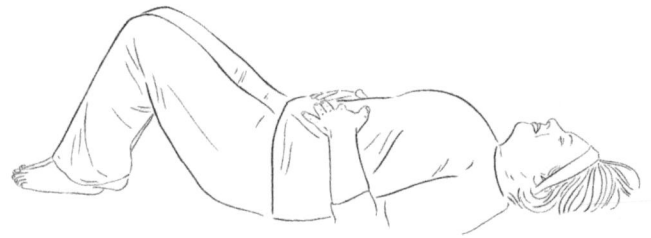

Katze-Kuh

Hier begibst du dich in Vierfüßlerstand, du kniest also und hast deine Handflächen schulterbreit vor dir aufgestützt. Die Knie haben etwas Abstand zueinander. Lasse Hals und Kopf hängen und dehne deinen Rücken zu einem Katzenbuckel. Atme tief ein und verharre kurz, dann rollst du den Rücken wieder ab, legst deinen Kopf in den Nacken und dein Bauch senkt sich Richtung Boden. So entsteht ein kleines Hohlkreuz. Deine Bewegungen sind sanft und langsam, mache auch diese Übung für 2 Minuten.

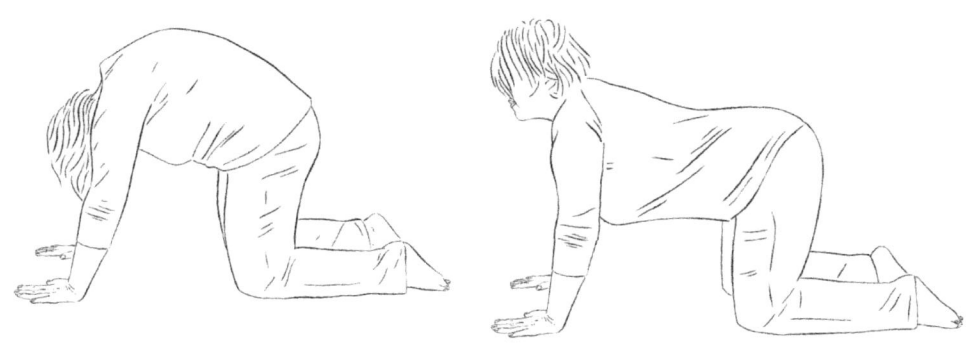

Drehsitz

Du sitzt im Schneidersitz. Lege deine linke Hand hinter dir ab. Die Handfläche liegt direkt hinter der Pobacke. Drücke die Hand in den Boden und dehne den Rücken. Lege dann deine rechte Hand auf das linke Knie und atme tief ein. Beim Ausatmen drehst du deinen Körper in der Taille nach links. Drehe da auch Brust, Schulter, Hals und Kinn nach links. Dann lockerst du den hinteren Arm und machst die Übung zur anderen Seite.

Egovernichter bei langem tiefem Atem

Sitze in einfacher Haltung mit einer geraden Wirbelsäule. Bringe die Arme nach oben in einen 60°-Winkel. Die Finger sind auf die Hügel der Grundgelenke eingerollt. Die Daumen sind abgespreizt und zeigen nach oben. Schließe deine Augen und konzentriere dich auf dein drittes Auge, also deinen Punkt zwischen den Augenbrauen. Wenn du magst, stelle dir vor, wie ein Lichtbogen die Daumenspitzen verbindet und immer leuchtender wird. Zum Abschluss strecke dich lang nach oben, verbinde die Daumen, spreize alle Finger, atme ein, spanne den Beckenboden an und halte den Atem für einige Sekunden. (zu finden im Buch Kundalini Yoga Praxisbuch, siehe Literaturhinweise)

Goldene Kugel

Hebe deine Hände vor das Herzzentrum. Die Handflächen schauen zueinander im Abstand von etwa 10 cm. Schließe die Augen und atme lang und tief. Du stellst dir vor, dass du in deinen Händen einen goldenen Ball hältst, der strahlt und sein Strahlen breitet sich immer weiter aus, es erfasst auch dich. Wenn du magst, atme dieses Strahlen in dein Herz.

Ausruhen und tief atmen für 15 bis 20 Minuten

UNTERSCHIEDLICHE VORSCHLÄGE FÜR MEDITATIONEN

Falls du für die Übungsreihe keine Zeit hast, kannst du auch einfach nur die Meditation machen.

Meditation über das Mutterprinzip

Begib dich in eine bequeme Haltung. Balle deine Hände zu Fäusten vor dem Herzen. Die linke Handfläche zeigt nach oben, die rechte nach unten. Streck den kleinen Finger der linken Hand aus, umfasse ihn mit dem Daumen der rechten Hand. Beide Finger verankern sich ineinander und du erzeugst einen leichten Zug. Schließe die Augen und fokussiere auf deinen Punkt zwischen den Augenbrauen (dein drittes Auge). Atme tief und chante für 11 Minuten das Mantra „A – I – MA". (zu finden im Buch „Die Gabe Frau zu sein", siehe Literaturhinweise)

Meditation für unendlichen Mut und Durchhaltevermögen

Sitze bequem und verschließe deine Hände im sogenannten Bärengriff vor deinem Herzzentrum. Dabei ist deine rechte Handfläche nach innen gerichtet, die linke nach außen. Die Augen schauen auf die Nasenspitze. Bewege deinen Körper 10 bis 15 cm vor und wieder zurück in die Ausgangsposition. Es ist eine langsame Bewegung. Lasse deinen Körper sich von alleine bewegen. Immer wenn du dich nach vorne bewegst, chantest du „Har", das ist der Aspekt Gottes von kreativer Unendlichkeit. Am besten machst du diese Meditation für 11 Minuten, und zwar in der Dämmerung. (zu finden im Buch Sadhana Handbuch. Kundalini Yoga wie es von Yogi Bhajan gelehrt wurde, siehe Literaturhinweise)

Meditation, um Zukunftsangst abzubauen

Setze dich auch bei dieser Meditation bequem hin. Du legst zuerst die Rückseite deiner linken Hand in die Handfläche der rechten Hand und lässt sie dort ruhen. Umfasse dann deine linke Hand mit der rechten, so dass der rechte Daumen sich in die linke Handfläche schmiegt. Kreuze den linken Daumen über den rechten. Die Finger der rechten Hand biegen sich außen um die linke Hand und halten sie sanft. Diese Handhaltung gibt dir ein friedliches, sicheres Gefühl. Lege die Hände so auf dein Herzzentrum, am Brustkorb ruhend.

(zu finden im Buch „Ich bin eine Frau – kreativ, heilig & unverwundbar", siehe Literaturhinweise)

Das Mantra dazu lautet: Dhan – dhan – Ram – Das – Guru (wenn du das Mantra im Internet suchst, findest du verschiedene musikalische Versionen davon. Suche dir die aus, die dir am besten gefällt, und chante mit).

Meditation für starke Nerven

Deine Wirbelsäule ist aufgerichtet und dein Kopf leicht nach unten geneigt, damit dein Nacken eine Schleuse bilden kann. Die linke Hand ist auf Höhe des Ohres im „Ravi Mudra". Die Daumenspitze und der Ringfinger berühren sich dabei. Das bedeutet „Ravi Mudra". Die Handfläche zeigt nach vorn. Die rechte Hand hältst du im „Buddhi Mudra", das heißt, die Daumenspitze und der kleine Finger berühren sich und so ruht die Hand in deinem Schoß mit der Handfläche nach oben. Du atmest dabei für 11 Minuten lang und tief. Wenn du magst, suche dir dazu beruhigende, passende Musik.

(zu finden im Buch „Ich bin eine Frau – kreativ, heilig & unverwundbar", siehe Literaturhinweise)

Meditation, um den Geist zu beruhigen

*Du sitzt wieder in bequemer Haltung mit
leichter Nackenschleuse. Hebe die Arme
mit angewinkelten Ellbogen vor den Körper, so dass die Hände sich auf Höhe des
Herzens treffen. Halte die Ellbogen ungefähr auf
gleicher Höhe wie deine Hände. Winkle beide Zeige-
finger zur Handfläche hin an und drücke sie entlang
des zweiten Fingergelenks aneinander. Die Mittelfinger bleiben
ausgestreckt und treffen sich an ihren Fingerspitzen. Die restlichen
Finger werden in die Hand eingerollt. Die Daumenspitzen werden
aneinandergelegt und zeigen Richtung Körper. Halte so deine
Hände circa 10 cm vor dem Körper, die beiden ausgestreckten
Finger weisen vom Körper weg. Dabei konzentrierst du dich auf
deine Nasenspitze.*

(zu finden im Buch „Ich bin eine Frau –
kreativ, heilig & unverwundbar", siehe Literaturhinweise)

*Atme vollständig ein und halte den Atem an, während du ein
Mantra deiner Wahl (zum Beispiel sa – ta – na – ma) mehrmals
wiederholst, atme aus, halte den Atem an und wiederhole das
Mantra, Dauer drei Minuten. (Wenn du das Mantra im Internet
suchst, findest du verschiedene musikalische Versionen davon.
Suche dir die aus, die dir am besten gefällt, und chante mit.)*

Visualisierungen

*Wie an anderer Stelle schon ausführlich beschrieben, lade ich dich
von Herzen ein, Positives zu visualisieren. Geh in die Vorstellung
des rosa Fadens zwischen euren Herzen, einer goldenen Verbindung über die Nabelschnur, visualisiere dein lachendes Kind in der
Zukunft, nutze deine blühende Fantasie nicht für Horrorszenarien,
sondern drehe dir Lebensfilme, die du erfüllt haben willst. Erwarte
das Beste!*

Der Kontakt mit dem Wald, sich tragen lassen

Mein erstgeborener Sohn ist ein Waldliebhaber, seit er gehen kann. Schon im Kindergartenalter hat er es sich nicht nehmen lassen, alleine in den, an unser Haus angrenzenden, Wald zu gehen. Einmal hab ich ihn gefragt, ob er denn keine Angst hätte, so ganz alleine im Wald. Und dieser kleine, weise Mensch hat mich verständnislos angeschaut und gemeint: „Ich verstehe deine Frage nicht, Mama, der Wald ist mein Freund!"

Oh! OK. Da wusste ich dann auch nichts mehr zu antworten. Ich denke, der Wald ist nicht nur Michaels Freund, er ist unser aller Freund und nichts erinnert uns mehr an die Verbindung zum großen Ganzen wie der Wald.

Schwanger und in den Zeiten der Intensivstation bin ich gern in den Wald gegangen und hab aktiv versucht, mit seinen Bewohnern Kontakt aufzunehmen. Ich hab sogar laut mit ihnen gequatscht, ohne darauf zu achten, dass mir jemand zuhören könnte. Ich habe im Wald meine Erdungsübungen gemacht oder mich einfach auf dem Boden niedergelassen, um in Verbindung zu sein.

Allein die ätherischen Öle des Waldes sind heilsam und es ist nicht verwunderlich, dass „Waldbaden" heutzutage im Trend liegt. Wir spüren das Heilsame, das Tragende an der Natur.

Erdungsübung und Wurzelheilung

Eine ganz einfache und kurze Erdungsübung im Wald: Stelle dich hüftbreit an eine Stelle, die sich für dich gut anspürt. Breite deine Arme aus und halte die Handflächen offen, himmelwärts gerichtet. Bei jedem Einatmen stelle dir vor, wie du aus Wurzeln vom Boden Kraft und Energie in dich aufnimmst und beim Ausatmen in deinem Körper verteilst. Stelle dir vor, du bist ein Baum. Auch deine Handflächen nehmen vom Himmel die Kraft der Sonne auf. Beides vereint und verteilt sich in dir. Atme lang und tief. Nach einer Weile

versuche, dir ein vertrauensvolles Mantra vorzusagen. Am wirkungs-
vollsten sind die, die dir selber einfallen. Dennoch hier ein paar
Vorschläge zur Ideenfindung:

- *Ich bin getragen und das Leben meint es gut mit mir.*
- *Wo ich bin, bin ich richtig, denn ICH bin richtig.*
- *Ich gebe mich dem Fluss des Lebens hin.*
- *Ich vertraue darauf, dass passiert, was für mich und meine Liebs-
  ten das Beste ist.*
- *Ich bin Teil eines großen Ganzen, ich bin geliebt.*

Zum Abschluss atme noch dreimal ganz bewusst und vollständig ein
und aus, öffne deine Augen wieder und spüre nach, wie es dir geht
und was sich vielleicht verändert hat.

Gehmeditationen

Gehe BEWUSST und achtsam in langsamen Schritten durch den
Wald, versuche, jedes Detail deiner Schritte wahrzunehmen, jedes
Geräusch, jede Empfindung. Atme und rieche aufmerksam die reine
Luft des Waldes. Nach einer Weile stelle dir vor, wie nach jedem
Schritt von dir etwas Wunderschönes entsteht, dort wo dein Fuß
gerade war. Das kann eine aufgehende Lotusblüte sein, ein Stück
grünes Gras, eine Blumenwiese oder auch etwas ganz anderes. Ver-
suche von Mal zu Mal die Zeit auszudehnen und damit auch deine
Achtsamkeit zu schärfen.

Große Erdungsübung mit Wurzelheilung

Atme tief und ruhig und besinne dich auf deinen Blick nach innen.
Komme mit jedem Atemzug mehr in deiner Innenwelt an, gleite in
dein Inneres.

Konzentriere dich intensiv auf deine linke Fußsohle und stelle dir vor, wie Wurzeln daraus wachsen, die tief und fest in die Erde reichen und sich aus der Erde holen, was du brauchst. Sie geben dir Stabilität und Standfestigkeit. Sicherheit. Heute, hier und jetzt hast du eine ganz besondere Fähigkeit, die Fähigkeit, Wurzelverletzungen zu heilen. Und so betrachtest du deine Wurzeln der linken Fußsohle und wenn du Verletzungen entdeckst, so heile sie. Und zwar auf deine, dir ganz eigene Art und Weise. Manche küssen die Verletzung, manche arbeiten mit Bienenwachs, manche gießen sie, du kannst aber auch mit Licht oder mit was auch immer dir einfällt deine Verletzung heilen.

Dann konzentrierst du dich auf die rechte Fußsohle und gehst auch hier in die Vorstellung, wie Wurzeln aus deiner Fußsohle wachsen, tief und fest in die Erde hinein, und auch hier heilst du deine Wurzelverletzungen.

Als dritten und letzten Punkt visualisierst du deinen Bauch. Denn auch aus deinem Bauch wachsen Wurzeln, tief und fest in die Erde hinein und auch die Wurzeln des Bauches heilst du auf deine Art und Weise.

Komm danach wieder ins Hier und Jetzt zurück, öffne deine Augen wieder und richte deinen Blick wieder bewusst nach außen.

Der Kontakt zu Menschen, die dir guttun

Wie oben bereits beschrieben, haben wir bisher zweimal die Kraft der Gemeinschaft genutzt, indem wir darum gebeten haben, für unser krankes Kind zu einer bestimmten Zeit eine Kerze anzuzünden oder für ihn zu beten. Einmal hat das unsere Hebamme für uns gemacht, dann habe ich in großer Verzweiflung auf diese Art des Hilferufes zurückgegriffen. Viele unserer Freunde haben uns darauf geantwortet: „Danke, dass wir jetzt etwas tun können." Da ist sie, diese Ohnmacht, der alle ausgeliefert sind. Doch in dem Moment, wo man gebeten wird, eine Kerze anzuzünden, vielleicht ein paar Zeilen zu schreiben, gute Gedanken zu sprechen, haben wir die Möglichkeit zur Handlung und fühlen uns nicht mehr so hilflos. Über hundert Kerzen haben im Frühling 2019 für unseren Schatz gebrannt. Noch heute kommen mir die Tränen vor Rührung, wenn ich an all diese Fotos denke.

Dies ist jedenfalls eine Möglichkeit, das Umfeld einzubinden und etwas aus der Hilflosigkeit, die meist schwer zu ertragen ist, zu holen.

Im Kontakt zu Einzelpersonen habe ich sowohl in der Schwangerschaft als auch danach gemerkt, dass ich hoch sensibel geworden bin. Während gute Freunde plötzlich so wenig hilfreich waren (weil sie überfordert waren, unsere Situation nicht ertragen haben, geflüchtet sind etc.), kamen dafür neue Menschen in mein Leben und entfernte Bekannte rückten plötzlich näher. Krisen verändern Distanzen innerhalb des Systems. Meine Hebamme brachte dazu gern das Bild eines Mobiles. Krisen bringen ein Mobile ins Wanken, manche Figuren verheddern sich ineinander, manche fallen vom Mobile. Doch an das instabile Mobile werden schließlich neue Figuren geknüpft, so dass es bald wieder ausgeglichen baumeln wird.

Achte in dunklen Zeiten besonders achtsam darauf, wer dir wohltut. Nach welchen Treffen oder Telefonaten fühlst du dich gestärkt, nach welchen ausgesaugt. Ich habe mich sehr zurückgezogen, nachdem wir erfahren haben, dass unser Kind krank zur Welt kommen wird. Kontakte erschienen mir plötzlich sehr anstrengend. Es genügte mir, eine Handvoll Menschen um mich zu wissen, die mir Fels in der Brandung waren.

In der langen Krankenhauszeit gesellten sich neue Menschen auf unser Mobile. Auf der ersten Intensivstation gab es eine Milchküche. Dort pumpten die Mütter für ihre Babys die Muttermilch ab. Bald schon haben wir uns verabredet, um gemeinsam zu pumpen, zu plaudern und für ein paar Minuten unsere schweren Sorgen zu vergessen.

HUMOR AM INTENSIVBETT –
DARF MAN DAS?

Darf man scherzen neben seinem schwerkranken Kind? Darf man auch einmal lachen in der Milchküche oder gar einen Eisbecher in der Nachmittagspause genießen und die Sonne für einen Moment intensiv als angenehm wahrnehmen? Oder gilt dies als unethisch? Uns war ohnehin nicht danach, locker-flockig zu blödeln oder Urlaub in der Stadt zu machen. Doch dass Genussmomente jeglicher Art nicht nur sein dürfen, sondern auch unbedingt sein sollen, wurde mir sehr rasch klar. Es nimmt der schweren Geschichte etwas an Gewicht, wenn man mit der Krankenschwester auch einmal über Belangloses plaudert. Mein Mann und ich haben uns angewöhnt, am Bett unseres Kindes ganz bewusst miteinander über die anderen beiden Kinder und unseren Alltag zu plaudern, weil wir immer wieder gelesen haben, dass Intensivpatienten gut wahrnehmen und zuhören. Unser Baby musste viel Traurigkeit von mir ertragen und viele Tränen, doch es hat auch erlebt, dass ich immer wieder unbeschwert quatschen konnte. In der Milchküche mit Christine über Gott und die Welt zu plaudern und auch mal zu scherzen wurde mir bald zur Mini-Oase. Ich bewunderte immer ihren positiven Zugang zu unseren herzkranken Kindern. Von ihr durfte ich in dieser Zeit viel lernen und durch sie konnte ich auch immer wieder Hoffnung schöpfen.

Mit einem Elternpaar teilten wir uns einerseits die Teddyhausküche und auch unsere Kinder lagen lange im gleichen Zimmer. Manchmal aßen wir gemeinsam zu Abend oder wir machten tagsüber zusammen Pause. Mir wurden diese Auszeiten mit anderen Wellenlängenherzeltern heilig. In diesen Wochen entstanden freundschaftliche Verbindungen, die großteils bis heute halten.

Erlaube dir Pausen. Erlaube dir, auch mal zu lachen. Gestatte dir, dir einen Nachmittag freizunehmen, um zu schlafen, zu bummeln oder einfach nur für dich zu sein. Eine unserer Ärztinnen sagte in den ersten Lebenswochen unseres Kindes einmal zu mir: „Sparen Sie sich Ihre Kräfte auf, denn wenn Sie nach Hause kommen, beginnt es eigentlich erst." Das kann man sich auf der Intensivstation zwar nicht vorstellen, aber da ist was Wahres dran. Das Leben mit einem besonderen Kind ist ein Weitwanderweg ohne Wegmarkierungen. Da sind Pausen, Auszeiten und das Haushalten mit Kräften wichtig.

HEILSAME MANTRAS VON HEILSAMEN MENSCHEN

Abschließend zum Thema „hilfreiche Verbindungen" versuche ich mich wieder mit einer meiner Listen. Aussagen, die mir unheimlich guttaten:

1. *„In der Normalität herrscht erstaunlich viel Krieg und im Krieg erstaunlich viel Normalität." (Psychotherapeutin)*
2. *„Ich höre immer nur großes Herz. Ich mag Menschen mit großem Herz." (Gertraude)*
3. *„Ob ein Kind stirbt oder nicht, entscheidet die Seele selbst im Einklang mit den Seelen um sie herum." (Maria Sp.)*
4. *„Es wird leben, es wird atmen, es wird bleiben. Ich weiß es, weil ich es spüre!" (Doris)*
5. *„Du bist die Einzige, die wirklich Verbindung mit dem Kind hat. Was sagt diese Verbindung?" (Hebamme Angela)*
6. *„Ich sehe unser Kind fröhlich am Sofa sitzen!" (Papa)*
7. *„Er kann nicht so schwer krank sein, das glaub ich einfach nicht. Ich weigere mich einfach, das zu glauben!" (Maria F. am 6. Lebenstag in Lebensgefahr)*
8. *„Distanzen gibt es nur in unseren Köpfen. Wenn Sie das Intensivbett Ihres Kindes verlassen, weiß es, dass Sie es nicht verlassen, weil die Verbindung im Herzen immer da ist!" (Oberarzt F.)*

9. *„Er wird überleben, Stunde um Stunde, Tag um Tag, Jahr um Jahr. Alles Gute, du Resilienzwunder!" (Kollegin Christiane)*
10. *„Es ist noch nicht aller Tage Abend!" (Hebamme)*
11. *„Wir alle sind Heilerinnen!" (Mobile Krankenschwester „Moki")*

HAB KEINE ANGST VOR DER STILLE

Und irgendwann ist da nichts. Und niemand. Und was dann?

Verdrängte, unerwünschte, weggeschobene Emotionen nutzen meist die Stille, um sich zu zeigen. Hab keine Angst vor ihnen! Begegne ihnen bewusst und nimm sie an, sie gehören zu dir. Erst die Stille schafft den Raum für das Schreien der Wut, das Wimmern der Angst, die Tränen der Muttersorgen. Geh in die Vorstellung, dass diese Gefühle, die in der Ruhe hervorkommen, auch kleine Kinder von dir sind. Sie wollen umarmt, gesehen, angenommen werden. Verdrängte Emotionen erhalten irgendwann die Übermacht. Wende dich ihnen zu, sei mutig.

Ich habe meinen Emotionen auch Briefe geschrieben. Mit ihnen Dialoge geführt. Es ist mir anfangs sehr schwergefallen, alleine zu sein. Dann kam die Wende und ich habe die Stille gesucht.

In gutem Kontakt mit dir selbst wirst du spüren, wann es an der Zeit ist, sich mit all deinen Emotionen zu daten. Ich lade dich ein, hinzuschauen.

Dabei werden dir die Methoden der Selbstberuhigung, die ich oben im Kapitel „Atmen" beschrieben habe, bestimmt sehr hilfreich sein.

„Leg die Hände auf dein Herz und liebe deine drei Löwen: Angst, Wut und Traurigkeit. Wenn sie geliebt werden, öffnen sie das Tor zu deinem Herzen."

– Guru Rattana

„MAMI, LASS MIR WAS DA!"

Für mich war es so wichtig, etwas für mein Kind tun zu können. Vier Wochen lang durfte er nicht einmal meine Milch über die Sonde kriegen. Von kuscheln oder anderen Normalitäten waren wir weit entfernt. Daher haben wir für unser Baby immer ein Shirt von uns im Bettchen gelassen, bevor wir weggingen. Ich hab es in den Stunden bei ihm getragen und mich dann umgezogen, damit er Mamis Duft im Bett hat.

Mein Mann hat einen MP3-Player bespielt mit der Musik, die wir oft in der Schwangerschaft hörten, sowie mit unseren Stimmen. Wir haben kurze Kinderbücher vorgelesen und uns dabei aufgenommen. So konnte unsere Maus auch in unserer Abwesenheit unsere Stimmen hören.

Später, als der Hospitalismus bei mir schon grausam zuschlug, konnte ich diese Tücher nicht mehr ertragen, die den Kindern abends übers Bett gehängt werden. Ich habe für mein Kind ein eigenes buntes Tuch gekauft. Wir haben es auch in den seltenen Stunden verwendet, wenn mein Baby in meinem Arm liegen durfte. Dadurch waren wir ein wenig geschützt und eingehüllt. Man könnte sagen eine homöopathische Dosis Normalität.

Besprich mit dem Intensivpersonal, was erlaubt ist. Es gibt da viele gute Ideen, wie du dich einbringen kannst. Wenn unser Kind heute ins Krankenhaus muss, haben wir als Bettschild ein Foto von ihm mit dabei mit seinem Namen und den Worten „Danke, dass du dich heute um mich kümmerst".

DER SCHUTZGEIST

Außerdem habe ich für meinen Liebling einen
Aromageist gebastelt. Dazu brauchst du ein quad-
ratisches Baumwolltuch, eine Kugel für den Kopf,
etwas Watte und etwas Wolle. Die Kugel beträufle
ich dezent mit heilsamen ätherischen Ölen. Wenn
du eine Holzkugel hast mit Bohrung, kannst du in
diese Bohrung etwas Watte stopfen und somit das
Öl besser austauschen. Das Tuch schlägst du um die
Kugel und knotest es unter der Kugel zu, so dass ein
Geist entsteht. Wenn du Lust hast, male ihm noch ein Gesicht und
mach einen Faden dran, damit du ihn am Krankenbett befestigen
kannst. Mein Kind liebt seine Aroma- und Schutzgeister.

ESSEN, TRINKEN, SCHLAFEN – KANN MAN SICH VON „BOUNTY" ERNÄHREN?

In unseren ersten Zeiten wollte es mir nicht gelingen, auf mich zu
schauen. Ich schlief wenig, vergaß zu trinken und Essen war ein ganz
eigenes Kapitel. Sehr oft sah der Tag so aus: Morgens, wenn es Frühstück gegeben hätte, waren wir bei einer Untersuchung oder mussten sonstwo hineilen. Mittags hat mir das Krankenhausessen nicht
geschmeckt oder ich habe die Kohlenhydrate vom Teller in wenigen
Minuten runtergewürgt, um etwas im Magen zu haben. Etwa um
14 Uhr kam der Heißhunger und ich begann damit, Schokoriegel
zu essen und abends, wenn mein Kleiner endlich schlief, auch noch
Kartoffelchips. Teuflische Seelennahrung, die nur scheinbar nährt.

Als mein Kind 18 Monate alt war, hatte ich fast das gleiche Gewicht wie kurz vor der Geburt, also 20 Kilo Übergewicht. Es war
klar, dass es so nicht weitergehen konnte, Veränderung war angesagt.

Ich fühlte mich unwohl, sah meine Gesundheit bedroht und wollte nicht mehr fotografiert werden. Grund genug, aktiv für mich selbst zu werden.

Doch schon davor begann mein Mann damit, uns besser zu versorgen. Er holte uns vom Markt Marillen oder ein gutes Abendessen. Im Laufe der Zeit stellte ich fest, dass ich mich daheim wieder gut und gesund ernähren konnte, doch sobald wir im Krankenhaus waren – und das waren wir ja sehr, sehr oft – vergaß ich wieder alles. Der Teil in mir, der davon überzeugt war, dass wir im Notfall und bei Stress Schokoriegel und Chips brauchen, war sofort wieder in der Führungsrolle.

Unter dem liebevollen Coaching meiner Freundin Doris, von Beruf Diätologin, konnte mir in langsamen Schritten ein Umprogrammieren gelingen. Nach und nach bestärkten mich die Erfolge. Ich spreche hier gar nicht nur von Gewichtsverlust, der mich natürlich auch freute. Der größte Erfolg für mich durch den gesünderen Zugang bestand und besteht im Energiegewinn. Ich merkte, dass ich kraftvoller und wieder wacher wurde. Somit konnte ich auch wieder anfangen, Sport zu machen.

In selbstliebevollen Schritten kletterten wir also die Gewichtsleiter wieder herunter und die Energieleiter hoch.

Achtsamkeit war auch hier ein wichtiges Element. Ich trainierte mich im Alltag darin, achtsamer darauf zu werden, was ich wann esse und ob ich das jetzt wirklich wichtig finde.

Beim Rückschlag zu Ostern merkte ich schon deutlich meine Veränderungen. Ich konnte beim Bäcker vorbeigehen, ich konnte die Junkfood-Abteilungen des Supermarktes ohne große Bemühungen links liegen lassen. Ich griff zu Gemüse und Naturjoghurt, weil ich erkannt und deutlich gespürt hatte, dass ich damit kraftvoller blieb. Das kam natürlich mir, aber auch meinem Kind zugute.

Egal, ob du zu denen gehörst, die laufend abnehmen in Krisen (in meiner Wahrnehmung war das bei den meisten Mamas der Fall) oder ob du dir wie ich einen Fettschutzmantel anziehst. Ich möchte dir auf deinen Weg mitgeben, dich gut zu „nähren". Iss, trink ausreichend und schlafe regelmäßig. Hol dir Hilfe, wenn dir diese Grundversorgungsbasics nicht gelingen. Es mag für viele selbsterklärend klingen, ich musste für mich erst erkennen, wie wichtig diese Elemente sind.

DAS BABYHEILBAD

So berührend, so tiefgehend, so besonders und einzigartig! Unsere Hebamme hat kurz nach unserer Ankunft daheim mit uns das Babyheilbad nach Brigitte Meissner gemacht.

Durch das Nachahmen der Geburt und den nackten Hautkontakt wird die Bindung zwischen Mutter und Kind verstärkt. Das Hormon Oxytocin wird vermehrt ausgeschüttet.

Während unsere Hebamme den Kleinen gebadet hat, habe ich schon nackt im Bett gewartet. Sie hob das Baby dann aus dem Wasser und legte mir den nassen, warmen Zwerg zur Brust. In dem Moment, wo wir einander berührten, begannen bei mir die Tränen zu fließen und ich heulte und heulte und … heilte. Auch mein Mann legte sich zu uns und wir kuschelten eine halbe Ewigkeit. Irgendwann kam meine Hebamme mit einer Flasche Sekt und drei Gläsern und lachte „für den Milcheinschuss".

Während ich diese Zeilen für euch schreibe, weine ich. Die Erinnerung an dieses wunderbare Ritual berührt mich noch immer zutiefst. Ich bin davon überzeugt, dass es für uns drei sehr wichtig war, mit Ritualen wie diesem aktiv an der Heilung zu arbeiten. Nach dem Babyheilbad wiederholte ich es noch einige Male in abgeschwächter Form, ich badete mit meinem Baby, stillte es im Wasser, es schlief an meiner Brust im Wasser ein oder wir eilten gleich von der Wanne ins kuschelige Bett. Mit jedem Mal holten wir ein Stückchen Wochenbett nach. Natürlich ist dies nie ganz ersetzbar, aber in Teilen, und das haben wir in vollen Zügen genossen.

SCHREIBIMPULSE

„Ich wurde durch das Schreiben gerettet. Wenn ich mich als Kind nicht äußern durfte, schuf ich mir meine eigene Welt, in die ich flüchtete. Dort schien immer die Sonne, wuchsen wilde Erdbeeren und die Wellen des Meeres schaukelten das Boot, in dem ich mich versteckt hatte. Schreiben war ein Fluchtweg, es war eine Entladung, eine geistige Reinigung und mein wunderbarstes Hobby."
Dunja in „Es ist nie zu spät, eine glückliche Kindheit zu haben", S. 27

Ein Kritzelbuch
Du hast vermutlich zu diesem Buch gegriffen, weil du gelesen hast, dass du hier Schreibimpulse finden wirst. Ich lade dich also ein, dir ein leeres Buch zu besorgen und wenn du möchtest, es auch immer bei dir zu tragen, zum Beispiel in Zeiten im Krankenhaus, in Wartezonen, vor Operationssälen. Ein Buch, so wie es dir gefällt, liniert, kariert oder ganz leer. Darin kannst du deine Gedanken aufschreiben, etwas loswerden, wenn niemand da ist, der zuhört. Du kannst ebenso gut reinkritzeln und zeichnen, wenn dir danach ist. Dieses Buch oder Heft soll dein Begleiter in der schweren Zeit werden.

Wenn du Zeitschriften durchblätterst oder die Zeitung liest, schneide dir Worte, Zitate, Texte aus, die dir gefallen, und klebe sie in dein Kritzelbuch. Damit gewinnst du eine wunderbare Möglichkeit, dich auszudrücken und hast später eine Erinnerung an diese Wochen oder Monate.

Ein besonderer Stift oder eine Feder

Sich selber Gutes tun. Etwa mit einer besonders edlen Füllfeder oder einem wertvollen Stift. Es ist tatsächlich ein anderes Gefühl, mit einem tollen Stift zu schreiben. Wenn du gern schreibst und du das Schreiben als heilsam empfindest, leg dir ein Schüttelpenal zu. Ich habe es gemeinsam mit einem leeren Heft immer dabei. Seit ich schreibe, machen mir Wartezeiten bei Ärzten oder andere unvorhergesehene Bremsen im Tagesablauf meist wenig aus.

Versuche, deinen Emotionen Farben zu geben. Spüre, was es für einen Unterschied macht, in den unterschiedlichen Farben zu schreiben.

Schreiben ohne Zensur, Schreiben ohne LeserIn (automatisches Schreiben)

Ich denke im Nachhinein tatsächlich, dass mir das automatische Schreiben in der schweren Krise das Leben gerettet hat. Einfach drauflos schreiben, am besten mit Wecker für 20 oder 30 Minuten, ohne Unterbrechung zu schreiben. Alles, was im Kopf ist, herauszubefördern, ohne Anspruch auf Form oder Rechtschreibung.

Es tut gut, den Kopf auszuleeren. Versuch es! Danach kannst du das Geschriebene wegschmeißen, einheizen oder aufheben. Auch Briefe an Menschen, mit denen du Konflikte hast, können auf diese Weise Klarheit schaffen. Die andere Person wird nie lesen, was du schreibst. Aber es kann dir zur inneren Ruhe verhelfen, dir alles von der Seele zu schreiben. Wenn du die Möglichkeit eines Herdes oder Kachelofens hast, kannst du Geschriebenes auch verbrennen.

Manchmal schreibe ich Dinge, von denen ich mir so sehr wünsche, dass sie sich (ver)wandeln, auf ein Holzscheit mit einem dicken Faserstift und verbrenne es danach im Ofen, indem ich laut den Wunsch nach Transformation ausspreche.

Die Morgenseiten

Julia Cameron schreibt in ihrem „Weg des Künstlers" von den Morgenseiten, einer Art meditativem Schreiben. Ich füge sie hier dem automatischen Schreiben hinzu, weil sie von vielen Menschen als sehr hilfreich erlebt werden. Ich gehöre da nicht dazu, das gestehe ich ganz offen. Als ausgeprägter Morgenmuffel ist an freien Tagen vor dem Frühstück so gar nichts möglich. An Arbeitstagen habe ich den Luxus nicht, morgens zu schreiben. Doch ich finde, sie gehören hier einfach dazu, die Morgenseiten.

Du schreibst also jeden Morgen drei A4-Seiten voll, ohne dir vorher groß Gedanken darüber zu machen. Ich gebe dir den Tipp, die Seiten im Querformat zu beschreiben (um den Schularbeitsassoziationen entgegenzuwirken). Auch hier gilt eine Schreibzeit von 30 Minuten und auch hier darf alles sein. Alles was es zu beweinen, zu bejammern, abzutrauern gibt, darf hier Platz finden.

Ich erinnere mich ... oder andere Überschriften

Suche dir Überschriften, vielleicht auch in Zeitschriften, und schreibe dir Listen dazu, so wie du in diesem Buch die Erinnerungslisten als Beispiele findest. Sei dabei ganz frei und kreativ. Ich nutze gern Satzfetzen aus Zeitschriften.

Beispiele für Überschriften von Listen können sein:

- *Als ich begann, mich selber zu versorgen ...*
- *Was ich einmal besessen habe ...*
- *Was ich mich schon immer gefragt habe ...*
- *Was ich mich zu fragen aufgehört habe ...*
- *Was ich Gott einmal fragen werde ...*
- *Wenn ich eine Göttin wäre ...*
- *Heimat ist für mich ...*
- *Lieben heißt ...*

Vermutlich ist dir schon aufgefallen, dass ich Listen sehr gerne mag. Ich finde, Listen fördern die Kreativität und erweitern das Denken, sie helfen uns, Gedanken zu entgrenzen.

Natürlich kannst du dir auch Wünsche, Ziele oder Pläne für einen bestimmten Zeitrahmen aufschreiben. Lasse deiner Kreativität freien Lauf!

Collagen für Stimmungsausdruck

Selbst wenn man sehr wenig Zeit hat – eines geht immer: mit der Schere Zeitungen durchblättern. Ich habe in Wartezeiten oder am Bett von Theo gern Schnipsel gesammelt. Und irgendwann beim Frühstück oder wenn ich eine Luxusstunde für mich hatte, hab ich eine Collage daraus gemacht. Es braucht wenig, ein paar Farbstifte, Aquarellstifte, Zeitungsschnipsel und einen Faserstift. Die Collagen mögen es auch, wenn sie sich weiterentwickeln dürfen, wenn du zu einem anderen Zeitpunkt dran weiterwerkelst oder Vorhandenes wieder übermalst. Collagen sind eine wunderbare Methode, sich zu erden, zur Ruhe zu kommen, zu träumen, Gefühle auszudrücken oder Gedanken zu ordnen.

Elfchen und Haikus

Ein HAIKU ist eine japanische Gedichtform, bei der du jeweils Dreizeiler dichtest, bei denen die erste Zeile aus fünf Silben besteht, die zweite Zeile aus sieben Silben und die dritte Zeile wieder aus fünf Silben. Haikus können Gefühlsinhalte so wunderbar verdichten, auf den Punkt bringen. Auch bei Haikus kann man etwas abschalten und dem Gehirn mal für einige Minuten Pause gönnen.

Ein Beispiel für ein Haiku findest du im Kapitel „Osterdrama Teil zwei".

Ich liebe Haikus. Häufig dichte ich sie einfach in meinem Kopf, um sie danach wieder zu vergessen. Auf Spaziergängen, beim Einkaufen, in Wartezeiten. Es bereitet einfach Vergnügen und mit etwas Übung wirst du feststellen, dass du rasch ein gutes Gefühl für fünf und sieben Silben bekommst. Haikus haben definitiv Suchtpotenzial.

Elfchen sind auch kurze Gedichtformen. Ein Elfchen besteht aus elf Worten, die erste Zeile hat ein Wort, die zweite Zeile zwei Worte und so weiter, die letzte Zeile hat dann wieder ein Wort.

Beispiel für ein Elfchen:

Eltern
Mama, Papa
Wir lieben euch
Wir bleiben immer da
Bedingungslos

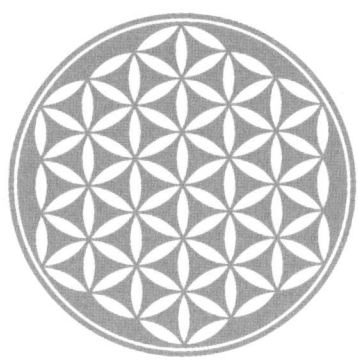

„

Es funktioniert nicht,
immerfort zu gehen,
ohne Pausen einzulegen.
Es geht darum, das Leben
in dieser Wanderung neu
zu gestalten und uns neu
zu organisieren, anstatt
darauf zu warten, dass
wir uns das alte Leben
zurückholen dürfen.

"

TEIL C – MEIN REICH GEWORDENES LEBEN

MEINE ERKENNTNIS- UND REIFEPHASE – VERSUCH EINER ORDNUNG

„Erkennen heißt: alle Dinge zu unserem Besten zu verstehen."

– Friedrich Nietzsche

Manchmal erwacht man aus einem Albtraum, setzt sich im Bett auf und schüttelt vehement den Kopf, als wolle man damit bewirken, dass sich all das Wirre darin ordnet. So ähnlich geht es mir gut zwei Jahre nach dem Beginn unserer Geschichte.

Was ist unserer Familie da eigentlich passiert? Eine ganze Reihe an Herausforderungen und Belastungen sind ganz plötzlich auf uns vier und dann fünf hereingeprasselt.

- *Wir haben Zuwachs bekommen. Ein drittes Kind, noch dazu ein besonderes. Anfangs lähmte uns die Ungewissheit all der verschiedenen Prognosen und die ständige Sorge darüber, wie viel davon wir den beiden Brüdern und unserem Umfeld transparent machen sollten.*
- *Dem folgte eine lange Intensivzeit. Die beiden Kinder haben einen Bruder bekommen, den sie nicht sehen durften, und damit die Mama scheinbar verloren, da diese fast ausschließlich beim Baby war. Ein Übermaß an Flexibilität und Belastbarkeit war gefordert.*
- *Nach einer kurzen Ruhephase daheim folgte eine gnadenlose Serie an unvorhersehbaren, unplanbaren Notfällen. Immer wieder mussten wir akut ins Krankenhaus, immer wieder Lebensgefahr, immer wieder konnten wir Versprechen oder gemeinsame Pläne*

nicht halten, weil etwas Akutes dazwischenkam. Wir hatten also nicht nur zu verarbeiten, dass wir nun ein chronisch krankes Familienmitglied hatten. Unser System musste sich auch auf diese Notfälle einstellen. Irgendwann gab es einen stets gepackten Rucksack für Baby und Mama, immer griffbereit. Und einen für die Jungs. Um Zeit und Nerven zu sparen. Es galt, „Familie" komplett neu zu definieren.

- Unsere Lebensqualität war also urplötzlich massiv eingeschränkt und es war verlangt, sich völlig neu zu orientieren. Eine Übergangsphase prallte auf die nächste und es schleuderte uns, einer Flipperkugel gleich, durch diese Phasen.

Unser neues Leben lernen

Eines Tages war ich bereit für diese für mich alles verändernde Erkenntnis. Plötzlich war dieser Gedanke so klar in meinem Kopf, während ich irgendeiner stupiden Routinearbeit im Haushalt nachging: Ich muss aufhören, auf das Ende zu warten. Ich habe zwei Jahre lang gehofft und so gelebt, als wäre der gerade stattfindende Notfall der letzte. Als wäre das nun die letzte Episode, aber dann. Ja, dann fangen wir auch wieder an, auf unsere Bedürfnisse zu hören. Ich habe mich, meine Selbstfürsorge, mein Leben geopfert. Weit gefehlt. Plötzlich wurde mir klar, dieses Ende gibt es nicht. Das Leben mit einem besonderen Kind ist, wie bereits erwähnt, ein Weitwanderweg. Es funktioniert nicht, immerfort zu gehen, ohne Pausen einzulegen. Es geht darum, das Leben in dieser Wanderung neu zu gestalten und uns neu zu organisieren, anstatt darauf zu warten, dass wir uns das alte Leben zurückholen dürfen.

Es müssen die Bedürfnisse und die Entwicklungen aller Familienmitglieder wieder Raum finden. Pläne, die aufgeschoben wurden, brauchen wieder Platz. Da gilt es neben dem chronisch kranken Kind noch, die Pubertät eines Bruders zu leben. Einen weiteren

Bruder, der auch ein Recht auf seine Entwicklungsschritte hat. Und einen Papa, der seine Karriere neu plant, und schließlich eine Mama. Eine Mama, die auch wieder beginnen darf, ihre anderen Rollen, abgesehen von der Mutterrolle, zu leben. Da gibt es noch eine Frau, eine Psychologin, eine Freundin für ihre Schwestern im Geiste, eine Künstlerin. All das soll und darf wieder Raum einnehmen.

Die Kunst besteht darin, für das besondere Kind das Maximum an Betreuung und Versorgung möglich zu machen und dabei auch alle anderen Teile des Systems miteinzubeziehen. Natürlich waren und sind wir bereit, für die Begleitung von unserem Sohn auf ein Stück unserer Autonomie zu verzichten. Wir dürfen uns dabei aber niemals selbst vergessen oder opfern.

Wir sind nun dabei, diese Balance wieder zu finden. Die Lebensgestaltung von allen Fünf darf aktiv betrieben werden. Und das – ohne schlechtes Gewissen oder Schuldgefühle. Dazu braucht es Hilfe von außen, die wir gerne annehmen beziehungsweise die wir gelernt haben, uns aktiv hereinzuholen.

MEIN REICH GEWORDENES LEBEN

Abschließen möchte ich dieses Buch ... mit einer Liste. Sag ich doch, ich mag Listen. Eine Liste an Lebenslektionen, von denen ich denke, sie verstanden zu haben:

1. *Das Leben tut, was das Leben will. Und es wird dich dabei niemals fragen, ob du einverstanden bist. Weil dem Leben dein Ego schnurzegal ist. Und das ist auch gut so, denn ...*

2. *Das Leben liebt dich. Es meint es gut mit dir. Punkt. Lass den Hochmut zu glauben, dass du irgendwann einmal alles verstanden haben wirst. Verheddere dich nicht zu lange im Warum. Warum wir? Warum gerade ich, warum jetzt? Mögliche Antworten darauf kannst du dir nur selber konstruieren, von außen werden keine Antworten kommen. Wenn du dir diese Antworten gibst, tu es in Selbstliebe und wertfrei. Es gibt keine Schuld und das Leben bestraft nicht, niemals.*

3. *Du bist nicht im Krieg. Also leg die Waffen nieder. Dein Körper und deine Psyche sind zwar in höchster Alarmbereitschaft, doch das ist kein Grund, jedem Experten und jedem Mitmenschen mit gezogener Waffe (natürlich sinnbildlich) zu begegnen. Vertraue darauf, dass du genau da, wo du bist, richtig bist. Und dies mit genau den Menschen, die eben auch gerade da sind.*

4. *Bleib da! Versuche, so gut es dir möglich ist, in der Gegenwart zu bleiben. Reisen in die Vergangenheit führen zum Hadern und in die Verzweiflung, weil die Vergangenheit unabänderlich ist. Ausflüge in die Zukunft produzieren Angst. Weil die Zukunft unkontrollierbar und unvorhersehbar ist. Ich bin davon überzeugt, dass*

das, was wir uns heute über das Morgen ausmalen, meist um ein Vielfaches schlimmer ist, als es dann tatsächlich eintrifft.

5. *Bleib mit dir in Verbindung! Am besten dadurch, indem du dich jede Stunde für 3 bis 5 Minuten aus deiner Situation heraus-nimmst, um zu atmen, zu staunen, dich zu schütteln. Was auch immer dir guttut. Wesentlich ist dabei die Regelmäßigkeit.*

6. *Bleib in Verbindung mit deinen engsten Lieben! Achte auf den Kontakt zu deinem Mann und den Kindern. Lass sie wissen, wie es dir geht, und frag sie nach ihrer Welt.*

7. *Staune und sei achtsam! Erhebe immer und immer wieder den Kopf und richte bewusst den Blick nach außen, um die Welt um dich wahrzunehmen.*

Ja, mein Leben ist durch mein drittes Kind unvergleichbar reich geworden. Es ist in Gold nicht aufzuwiegen. Er ist die Sonne in unserem Mikrokosmos. Und das Leben ist dadurch kontrastreich geworden. Anders jedenfalls.

Unser Weg ist hier nicht zu Ende. Doch ich habe die Herausfor-derungen dieses Weitwanderweges angenommen und werde es auch weiterhin tun. In der Überzeugung, noch lange nicht alles erfahren zu haben, was es zu erfahren gibt. Ich bleibe neugierig.

,,

Es gibt für die Eltern frohe, aber auch schwierige Zeiten in jedem Lebensabschnitt ihrer Kinder. Eine gute elterliche Zuwendung ist kein Opfer. Es ist eine Investition!

"

– Norma Jane Bumgarner

LITERATURHINWEISE

Cameron, Julia: Der Weg des Künstlers. Ein spiritueller Pfad zur Aktivierung unserer Kreativität. München: Verlag Knaur (2009)

Deepak Chopra: Schwangerschaft und Geburt ganzheitlich erleben. München: Verlag Knaur (2009)

Frankl, Viktor E.: Trotzdem Ja zum Leben sagen. Ein Psychologe erlebt das Konzentrationslager. 9. Auflage. München: Verlag Kösel (2009)

Furman: Es ist nie zu spät, eine glückliche Kindheit zu haben. 6. Auflage. Dortmund: Borgmann Verlag (2013)

Guru Rattana: Die Gabe Frau zu sein. Wien: Verlag Schwarz und Partner (2017)

Harms, Thomas: Emotionelle erste Hilfe. Bindungsförderung – Krisenintervention – Eltern-Baby-Therapie. Gießen: Psychosozial Verlag (2016)

Harms, Thomas: Körperpsychotherapie mit Säuglingen und Eltern. Grundlagen und Praxis. Gießen: Psychosozial Verlag (2017)

Kundalini Research Institute: Ich bin eine Frau. Kreativ, heilig und unbesiegbar. 2. Auflage. ISBN: 978-3-941566-59-0. Groß-Umstadt, Germany: Verlag Yogi Press (2014). Mit freundlicher Genehmigung © ℗ Yogi Press Sat Nam Media: www.yogipress.deMeissner, Brigitte: Emotionale Narben aus Schwangerschaft und Geburt auflösen. 2. Auflage. Winterthur: Verlag Meissner (2011)

Pachl-Eberhart, Barbara: Federleicht. Die kreative Schreibwerkstatt. 3. Auflage. München: Verlag Integral (2017)

Welter-Enderlin, Hildenbrand: Resilienz – gedeihen trotz widriger Umstände. 5. Auflage. Heidelberg: Carl Auer Verlag (2012)

Yogi Bhajan: Sadhana Handbuch. Kundalini Yoga wie es von Yogi Bhajan gelehrt wurde. ISBN: 978-3-98050397-6. Groß Umstadt, Germany: Verlag Yogi Press (1982). Mit freundlicher Genehmigung © ℗ Yogi Press Sat Nam Media: www.yogipress.de

Norma Jane Bumgarner: „Wir stillen noch. Über Leben mit gestillten Kleinkindern. Hille: La Leche Liga

Bumgarner, Norma Jane: Wir stillen noch. Über das Leben mit gestillten Kleinkindern. 5. Auflage. Hille: La Leche Liga Verlag (2003)

Yogi Press Sat Nam Media. Kundalini Yoga Praxisbuch. Vom Nabelpunkt zum Herzzentrum. ISBN: 978-3-9811522-5-8. Groß Umstadt, Germany: Verlag Yogi Press. Mit freundlicher Genehmigung © ℗ Yogi Press Sat Nam Media: www.yogipress.de

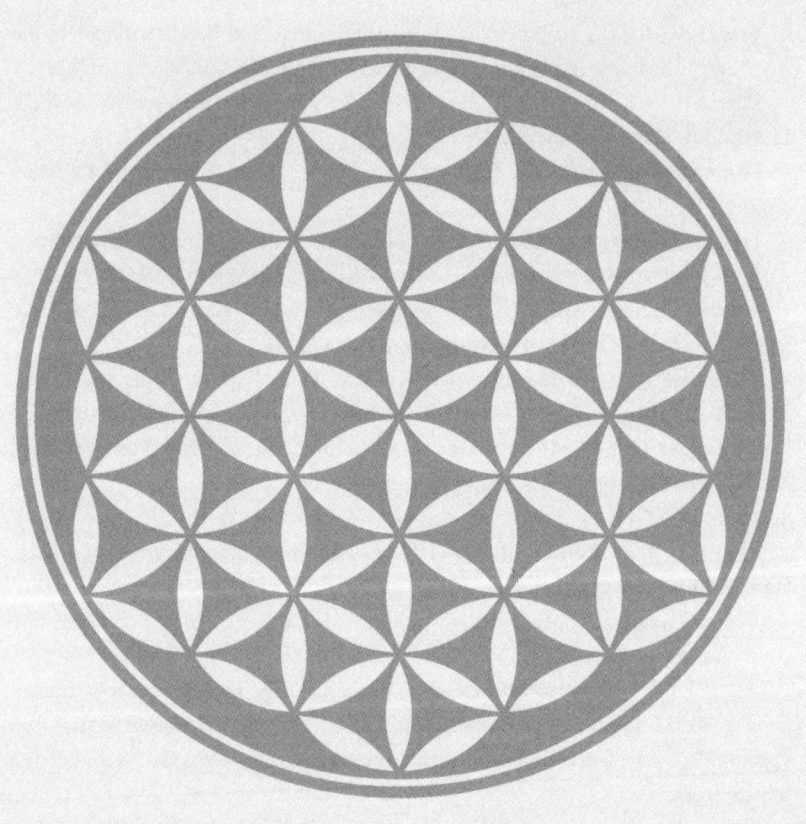

ÜBER DIE AUTORIN

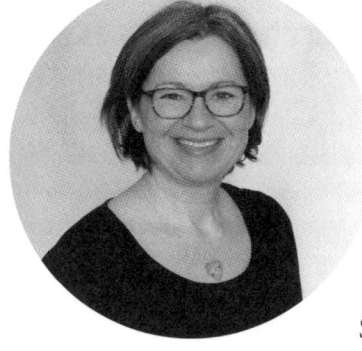

Michaela Prieler wurde 1974 in Niederösterreich geboren und lebt mit ihren drei Söhnen und ihrem Lebensgefährten im Herzen des niederösterreichischen Mostviertels. Sie arbeitet als klinische Psychologin, Maltherapeutin und Seminartrainerin.

In ihre Freizeit mag sie „Zuhausetage" mit ihrer Familie. Sie mag ihre Kräuter und Früchte im Garten und alles, was in den jeweiligen Transformationsprozessen daraus entsteht. Sie verzichtet mit Leichtigkeit auf grüne Smoothies, Brigitte-Diäten und grantige Menschen, dafür liebt sie es, wenn Bilder Gestalt annehmen und Worte sich zu Texten formen.

freya BUCHTIPPS

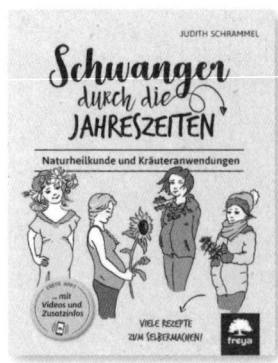

ISBN 978-3-99025-373-1

Judith Schrammel
Schwanger durch die Jahreszeiten
Naturheilkunde und Kräuteranwendungen

Die Autorin begleitet werdende Eltern durch die vier Jahreszeiten. Den alltäglichen Herausforderungen dieser besonderen Zeit begegnet sie mit Hilfestellungen aus dem Schatzkästchen der Natur und bietet Lösungen für verschiedenste Probleme während der Schwangerschaft und für die Geburt.
Kräuterheilkunde, Aromatherapie und Ernährungslehre ermöglichen einen selbstbewussten Umgang mit Fragen, was in der Schwangerschaft konsumiert werden darf bzw. worauf das Augenmerk in dieser freudvollen, aber auch beschwerlichen Lebensepisode gelegt werden soll.

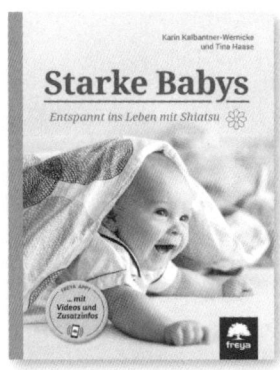

ISBN 978-3-99025-346-5

Karin Kalbantner-Wernicke & Tina Haase
Starke Babys
Entspannt ins Leben mit Shiatsu

Babys mit ihren feinfühligen und feinsinnigen Empfindungen reagieren besonders gut auf Berührungen. Baby-Shiatsu ist daher eine ideale Behandlungsmethode. Beim Baby-Shiatsu stimulieren Eltern mit sanftem Druck die noch nicht ausgereiften Energiebahnen des Kindes. Dabei gehen sie auf seine Besonderheiten, Bedürfnisse und Wünsche ein. So können sie es in seiner Entwicklung unterstützen. Neben zahlreichen praktischen Angeboten beinhaltet das Buch auch Grundlagenwissen zum Thema Baby-Shiatsu, zur Entwicklung von Kindern aus östlicher und westlicher Sicht und Tipps für den Alltag. Eltern können die Anregungen anhand der Anleitungen leicht nachahmen und erlernen.